難事例と絶望感の治療ポイント

治療の壁を越える22の対処法

平井孝男
Hirai Takao

創元社

まえがき

本書は、私にとって五冊目の著書になります。

今回も心の治療学に関するものですが、再びこのテーマに取り組もうと思ったのは、次のような理由からです。

私は精神科医になって三四年、臨床心理士の資格を取って一八年、現在三分の二は精神科医、三分の一は臨床心理士・カウンセラーとして活動しています。この間、多くの患者・クライエントに出会うなかで、治療の難しさ・不思議さ・魅力・恐さ・喜び・辛さなどを痛感させられてきました。これらのことは前四冊[1][2][3][4]にも書いたのですが、今回はこの治療の真髄を私なりに探求したいという思いで、より総括的に迫ることとしました。もとより浅学非才の身で、治療の真髄などという大それた目標にはほんのわずかしか到達していないかもしれませんが、少しでもそれを探ることで、自分だけではなく、他の治療者・患者・クライエント・家族の方のお役に立てればと願っています。

第二の理由としては、難事例（難治例）、つまり治療困難な事例に出会うことが多くなっている点が挙げられます。開業以来、一七年間で九〇〇〇名を超える患者さんにお会いしましたが、彼らの八〜九割はすでに別の医療・カウンセリング機関などで治療を受けている方です。多くは長引いている神経症・不眠症・うつ病・心身症、なかなか改善しない統合失調症、また境界例や人格障害（パーソナリティ障害）、摂食障害、解離性障害、引きこもりといった方たちですが、その長引いている要因とそれへの対策を探りたかったことも大きな理由です。また、多くの患者さんやクライエントの心に巣食っている絶望感にどう取り組むかということも筆者の長年の重要課題でした。

第三の理由は、そうした取り組みを通じて、心の病の治療学・治療技術を私のできる範囲内で掘り下げたかったということです。治療学や治療技術というとふつう、「どうしたら治るか」が焦点になるように思われますが、臨床現場で治療作業を進めていくと、治療者側の予定通りに進むことはほとんどなく、たいていは治療困難に陥り、治療者はもちろん、患者・クライエント、家族の方も苦しむことになります。これはとても辛いものですが、振り返ってみると、その治療困難点にこそ問題点が隠されており、治療学の本質・真髄とは、実は「困難点に対する正しい観察」および「困難点に関する適切な対処法」ということになると思われます。これは「絶望感」への取り組みにもいえることです。

筆者は日頃、他の治療者や同僚、後輩から「こんなときどうしたらいいのか？」という質問をよく受けます。同様に、患者・家族からも「なぜ治らないのか？」「どうしたら治るのか？」という質問を多く受けます。結局、両者の問いは同じことで、「困難点や絶望感に対する対策や解決法」を求めているのです。そこで一度、困難点や絶望に対する取り組み方をまとめた方がいいと思い、臨床上よく遭遇する問題を便宜的に《22の対策》に分けて考えてみることにしました。

第四の理由は、困難点や絶望感への対策を探る前に、心の病の本質、より具体的に言えば、心の病と身体の病との共通点と心の病の特異性について考えてみたかったことです。困難点に対する対策を練るためには、それを引き起こす大本、つまり心の病の実相を押さえておくことが必要です。そこで本書では、それを第一章と第二章で論じてみました。

そして最後の大きな理由ですが、治療困難点の発見・観察・対処法でいちばん大事なのは、患者との「波長合わせ」(5)や「共同探求」（共同作業）である点を強調したかったことです。誤解を恐れずに言えば、「治療という大仕事」は、両親と子ども、先生と生徒、コーチとプレーヤー（スポーツも碁もピアノも同じ）による共同作業としての養育、学習、気づき、訓練、上達、成長に似ていると思います。しかし、この波長合わせと共同探求は容易ではなく、マニュアルがあるわけでもありません。もちろんそれなりのガイドラインはあるのですが、ほとんどその通りにはいかず、すべてが応用問題で、千変万化の様相を呈します。この意味では、横尾忠則が言うように「治療とは芸術」という側面を持つのかもしれません。もちろんそれは科学を基礎にした上での「責任ある芸術」(6)です。波長合わせと共同探求という作業は身体病の治療でも多少は必要でしょうが、心の病の治療では特に重要で、執筆にあたって特に強調させていただきました。

以上の五点が本書執筆の動機ですが、読者の理解を助けるために、本書の構成について、もう少し説明しておきます。

まず第一章では、心の病のユニークさ、特異性を、身体病と比較しながら考えていきます。第二章では、心の病の病名について考察します。第三章では、心の病における治癒、治癒像について述べ、さらに、「心の病の治療」に関する筆者の根本的な考えを述べます。ここまでは一応目を通していただくほうが、以下の章が読みやすくなると思われます。

そして、いよいよ第四章で、本書のメインでもある「難事例への22の対処法」の紹介と説明がなされます。

第五章では、治療やカウンセリングにおいて必ず扱われる「絶望感への対処法」が述べられますが、第四章と同じくらい重要な部分と考えてください。

第六章では、患者の困難を受け止めて適切な治療ができる「望ましい治療者像」を考えてみました。理想論ではありますが、一歩でもそこへ近づければという願いを込めて書きました。

第七章では、六章とは逆に、治療妨害要因の一つでもある治療者の問題点や病理について触れました。治りにくいのはなにも患者さんや家族の責任だけではありません。治療者にも大いに責任があります。この章は、私自身への戒めのつもりで書かせていただきました。

第八章では、心の病における「薬の使い方」について述べました。筆者は日頃、薬の問題は患者にとってはカウンセリングや心理療法と同じくらい重要なことだと実感しています。したがって、臨床心理士やケースワーカーの方なども、ぜひ薬に関する正しい知識を身につけてほしいと思います。

第九章では、家族の方の対応法について、簡潔に触れさせていただきました。

そして最後に、「付録1」として、筆者が患者さんに渡している「薬の効果を上げるための一〇か条」をとりあげ、「付録2」では、呼吸法やマッサージに代表される「リラクセーション」について、少しだけ触れておきました。

以上が本書の主な概要ですが、第一～三章は別として、残りの章や節は好きなところから読んでいただいてけっこうです。

この本の読者として想定しているのは、前四冊と同じく、心の病の治療者（精神科医、臨床心理士、心療内科医、ケースワーカー、看護師、マッサージ師など、治療看護に関わる人）、治療者を目指している人、治療やカウンセリングに関心を持っている人、また、現在心の病で苦しんでいる人やその家族の方々です。

前四冊も、実際に最も多く読んでくださったのは患者さん本人や家族の方たちでしたが、本書は、よりいっそう患者さん本人や家族の方向けになっています。

それから、広く心の問題や人間に関心のある一般の人々にも読んでいただきたいと思います。というのは、治療困難点を探求していくと、患者の問題点に行き着くだけではなく、広く人間一般に通ずる弱点や特性を顕わにすることになるからです。その経験から言えば、治療困難点とは、人間の業や宿命のようなものではないかというところまで連想が広がります。

この人間にあまねく染み付いている業や煩悩、運命や宿命とどう闘うのか、どのように付き合っていくのか、さらに言うなら、どのようにその業や運命を生かし、納得した人生を送っていくのかというテーマにまで連想が展開していきます。ですから読者には、人間の心理の奥深さとともに、より豊かで生き生きとした生き方に至る道を探っていただければこれ以上の喜びはありません。

最後に本書も出来上がるまでにさまざまな人のお世話になっています。まず、この三四年間ずっとご指導いただいている辻悟先生に深く感謝を致します。先生は本年五月、『治療精神医学の実践』（創元社）という、これまでの治療的営みの集大成となる貴重なご著作を上梓されました。拙著は、この辻先生のご著書に多くを負っています。本書と併せてお読みいただけることを願う次第です。

それから、拙稿を読んでご意見を賜った方々——岸本直子氏（奈良県立医科大学）、金水和子氏（新大阪カウンセリングセンター）、小林真悠子氏（甲子園大学大学院）、高垣桃絵氏（平井クリニック）、松田佳子氏（大阪経済大字大学院）――に深く感謝致します。さらに一般読者を代表して、感想文を書いていただいた山崎艶子氏（MASSE MOMI代表）にも、お礼を述べさせていただきます。

また、ご多忙の中、拙稿に目を通していただき、貴重な帯の言葉をお書きくださった成田善弘先生（大阪市立大学生活科学部特任教授）のご厚情には、ただただ深謝するのみです。

いずれにせよ、本書は、「わかりやすい」「役立つ」「面白い」といったことを目指して書きました。その目標がどれくらい達成されているかは、読者のご判断を謙虚に受け止めたいと思います。

最後に、いつものことながら本書の出版に関しては、創元社の渡辺明美さんにこれまでと同じくお世話になりました。ここにお礼を述べさせていただきます。

付記：なお、本書に載っている事例は、プライバシー保護のため、真実を損なわない程度に改変を加えたり、いくつかの事例を組み合わせたりして、事例が特定されないように気を付けました。ただ、O事例だけは、本人の許可をいただいたため、かなり実態に迫ることができました。Oさんに多大の感謝を捧げる次第です。

◆難事例と絶望感の治療ポイント　目次

第五章　絶望感への対処法

第七章　望ましくない治療者像　269

難事例と絶望感の治療ポイント——治療の壁を越える22の対処法

第一章　心の病とは？

第一節　心の病の正しい理解の必要性

心の病、精神疾患に苦しめられている人々は大変な数に上ると考えられ、病の改善やそこからの脱出は、患者のみならず家族の悲願でもある。したがって、すぐにでも治療法や治療ポイントについて触れたくなるのだが、よき治療のためには、心の病の正しい理解がまず必要である。

では、心の病とは何なのか？　正直言って、かなりの難問である。筆者はこの三二年間に少なくとも一万五〇〇〇人以上の患者と会っているが、それでも心の病とは何か、明確にわかっているわけではない。患者・家族からの「先生、私はいったい病気なんでしょうか？」というきわめて初歩的と思える質問にすら、深く考え込まざるを得ないありさまである。

しかし、治療するにあたって、この問題を避けて通るわけにはいかない。筆者も今までそれなりに考え、結果を拙著に記したが（特に『境界例の治療ポイント』(2)に詳しい）、今回はもう少し深く考えてみることにした。

筆者は今までに、心の病の特徴として、ふつうの苦悩と比べて、①程度の強さ・持続期間の長さ、②日常生活や対人関係の障害、③不眠・食欲不振などの身体機能障害の出現、④原因や背景の理解が困難、⑤素人では解決できず専門家の助けが必要、⑥異常意識の強まり、⑦苦悩を受け止められないこと、の七つを挙げたことがあった。今になって思うと、これらは仮の区別にすぎず、説明不足の感を免れないと思うようになった。

そこで、心の病の本態をもう少し究めるために**身体病と比較**してみた。すると、まず浮かんでくるのは、身体病の場合は明確な目に見える病変があり、数字で正確に表されるということである。

このことは、癌病変や、糖尿病や貧血の場合の血糖値や血色素量という数値を思い浮かべればはっきりするだろう。要するに身体病の場合は、画像や数字が病かどうかを決定する基準になり得るのである。身体病とは異なり、心の病の領域にはそうした手がかりはない。つまり、心の病は目に見えないものであり、**身体的実体があると断言しにくい**ものなのである。たとえば、不安や抑うつの程度を厳密に数字で表すのは難しい。うつ病や不安の尺度を表す質問用紙があるが、そこには相当、患者の主観が入るだろうし、だいたい「不安とは何か？」「抑うつとは何か？」ということすら、厳密に定義されていないという問題がある。

それでは脳腫瘍や認知症などはどうなのかと言われそうだが、ここではそうした脳器質的病変、症状精神病（身体的原因による精神疾患）は除き、神経症、不眠症、うつ病、統合失調症、人格障害など、器質的病変が明確になっていない心の病を取り上げることにする（もちろん、うつ病などの心の病に生物学的変化があることを否定するつもりはない。とりあえず癌のような明確な病変が見当らないということである）。

第二節　心の病の治療は共同作業

明確な身体的実体があるかないかは、心の病の治療においてかなり重要な問題になる。というのは、心の病の治療においては、身体病の治療（癌などの切除術が典型）と違い、治療者と患者の共同作業が中心になるからである。身体病治療の場合は、手術治療に典型的に見られるように、患者は麻酔をかけられて寝ている以外何もすることがないだけではなく、むしろ余計なことをしてはいけないのである。

もちろん、身体病の治療においても患者の協力はある程度は必要であるが、精神疾患の治療に比べて患者の関与度はかなり低い。一方、心の病では、患者の協力度は圧倒的に高く、治療の主役は患者にあると言ってもいいほどである。ただし、患者主役の治療活動を推進するためには、治療者はさまざまな工夫をしなければならないのは当然である。

第三節　心の病を実体化することの危険とデメリット

さて、こうした事情を踏まえたうえで、身体的実体と心の病の治療の関係について今一度考えてみると、筆者が治療において最も危惧し、また実際に困らされているのは、患者・家族が「身体病と同じように、心の病にも身体的実体が明確に存在する」と誤解し、治療を医者まかせにしてしまうことである。これでは治るものも治らなくなる。

それだけではない。いろいろな自己の精神現象や行動をすべて病気のせいにしてしまい、自分の責任を棚上げにしてしまう。たとえば「自分は境界例だから自傷行為をしてしまうし、家族に暴力をふるってしまうのだ。境界例という病気を治さなければ、これらはなくならない」などと発言したりする。これは、境界例という病気を実体化してしまうことによって治療が停滞する典型例である（実際は、自己責任を明確にし、自己コントロールを高めることで境界例は改善される）。

第三の問題は、心の病を実体化してとらえることで、その病名に縛られ、自分の心の様子や行動、対人関係だけでなく、自分の生き方や考え方を固定的に考えてしまうことである。病名は本来、仮のレッテルにすぎない。それを参考にして、自分のよりよい生き方、行動のしかたを目指して想像力を発揮するのが治療的であるにもかかわらず、反対のことをしてしまうのである。さらに言えば、心の病の場合、病名や診断はゴールではなく、自分の将来に関するアクティヴ・イマジネーション[7]の出発点なのである。

さらに医者のほうも、病名が決まった後はガイドラインに沿ったマニュアル的治療だけに限定し、想像力を働かさないことがある。その結果、病気が長引き、私のもとへやって来る患者も多い。

第四の問題はもっと深刻で、心の病を実体化することで異常意識や脱落意識や不治意識を強めてしまうことである。たとえば、統合失調症と病名を告げられた患者が、「これは昔、精神分裂病といわれ、さらに以前は早発性痴呆といわれた病気である。僕は異常で、ふつうの人間から脱落してしまったのではないか？　将来ボケてしまい、廃人になるのではないか？　また、一生治らないのではないか？」と絶望してしまうのがその典型である。『なんとかなるよ統合失調症』[8]という闘病記を書いた森実恵も、「ほとんどの人たちは、統合失調症という病名に負けてしまう」と記しているが、悲しいことにそれが実情だろう。もし、統合失調症という病気を「特定の身体的病変が見つかっているわけではなく、人間に共通する特徴や弱点の積み重ねの結果だ」と正しく理解していれば、少しは苦しみが和らぐのではないかと思う。ただ、この異常意識、脱落意識の問題はとても複雑でデリケートなので、折りに触れ、特に統合失調症の項でさらに深く考えてみたい。

第五の問題としては、心の病には治療が必要で、正しい治療をすれば楽になり生きやすくなるのに、精神疾患への恐怖のために「自分は病気ではない」とかたくなに拒否し、悪い状態が続いてしまうことである。

第四節　心の病は概念にすぎない

ここまで「心の病では、必ずしも明確な身体的・実体的病変は見つかっていない」と述べてきたが、これは心の病に身体的病変があることを否定するものではない。筆者の臨床的実感では、心の病は「人間に共通する心の弱点や特徴（それは脳の働きの弱点や特徴ともいえるので、心の病は脳の病気だともいえる）の積み重ねの結果」とも考えられるし、「明確な特定の身体的病変」による可能性も残る。しかし、前者が明確な実感であり、臨床上患者と共有されたものであるのに対し、後者は可能性だけである。

したがって、心の病には身体的実体があるかもしれないが、今のところは、何か困った苦しい状態を解決するための一時的で便宜的な概念と考えておくほうが、正しい理解になるだろう。また、ひいては治療的にプラスにもなるように思える。つまり土居健郎[9]が言うように、「病気という概念が先行して、人間が苦しんでいる状態を病気と考え、そのような状態にある人間を皆が助けなければならないというところから医学が出発したのであって、これこそが医学の本質だと思うのです」「病気というのは本質的には患者個人では説明できない身体的、精神的苦痛であって、単に身体の中の病理学的に検索されるものが本質ではない」と考えたほうが正しいということである。

つまり、心の病を、とりあえずは一つの概念、社会的実体と考えたほうがいいことになる。そして、たとえ明確な身体的実体がなくても、病気という概念や社会的実体はあるのだから、病気ということで休養もでき、負担を軽くしてもらえ、周囲の理解も得られ、なによりも治療の対象として位置づけてもらえる。この「治療のため」というのが、病気という概念が必要な最大のポイントである。

さらに、「心の病に明確な身体的実体はない、それは概念にすぎない」と考えることで、心の病に対する正しい理解が得られ、正しい治療につながり、患者を益する結果になる。これは特に病名について患者・家族に説明するときに大事になる。なぜなら、たいていの患者・家族は「心の病には明確な身体的実体があって、決まった治療法がある」という幻想を抱いているか、逆に恐怖におののいていることが多く、病気や病名に関する正しい理解の共有が、役に立つ治療の出発点になるからである。

第五節　心の病は一つの結果である

心の病のもう一つの大きな特徴は、心の病は種々の症状や現象の結果にすぎない、または一つの構造、パターン、反応、型といったものにすぎないということである。

たとえばある人が、下痢と便秘を繰り返し、腹痛、腹部膨満感、血便といった症状を持ち、検査したところ大腸癌が見つかったとする。すると、今挙げた諸症状は、大腸癌という身体的病変が原因で生じたことになる。

これに対して心の病の代表である不安神経症（パニック障害）を例にとると、その特徴・症状は、①不安に対してかなり敏感で神経質で、②不安を受け止めることのできにくい人が、③何らかのきっかけで不安が強くなり、④その不安に関連してさまざまな心身症状（息苦しさ・呼吸促迫・窒息感、動悸・頻脈・胸痛・胸部不快感、めまい、吐き気、冷や汗、震え、死の恐怖、発狂恐怖、慢性的な不安・浮動感、不安による外出困難などの行動制限など）をきたし、⑤そうした症状がまた本人を不安にさせ、悪循環に陥って症状を固定化する、といった具合である。これは、先の大腸癌病変が原因で種々の症状が起こった場合とは異なり、身体のどこかに不安神経症病変やパニック障害腫瘍があるというものではない。そうではなくて、上記の①~⑤の特徴・症状の結果として、不安神経症という病名が導き出されるのである。

要するに、心の病の典型例である不安神経症という病気は種々の特徴や症状の結果として出てくるものであり、それらの症状の原因ではない。だから、厳密には「私は不安神経症にかかってしまったので、動悸や呼吸困難などの症状が出ています」と言うのは誤りで、正しくは「私は①~⑤までの種々の特徴・症状があるため、不安神経症（パニック障害）とされています」ということになる。

不安神経症と同様に、多くの心の病では、種々の特徴・症状に応じて結果として病名が出てくるのであり、ある病気が原因で症状が出るわけではない。この点はいくら強調してもしたりないところである。

第二章　心の病における病名とは？

第一節　病名の特殊性

これまで、大部分の心の病には明確な身体的病変が見当たらないこと、心の病は一つの結果であることを述べてきたが、では、心の病の場合、病名はどうなるのだろうか？

身体病は、身体病変を基礎にして決められる。それは、身体病の最終診断が病理解剖によることでもわかる。これに対し、心の病の場合には病理解剖をしても得られることは少ない。そもそも神経症の定義自体が「身体的な病理所見がない」ということなのである。

それでは心の病の場合、病名は何によって決められるのか。種々の症状・現象・特徴に一定の反応や型や構造やパターンを見いだし、それに基づいて決定するのである。極論すれば、病名は人工的に作り出されたものだといえるかもしれない。身体病病名の最終診断が病理解剖所見によるのとは大きな違いがある。

要するに、心の病の命名は、さまざまな精神症状・心身現象に対していくつかのパターン（たとえば不眠症パターン、神経症パターン、うつ病パターン、統合失調症パターン、妄想症パターン、心身症パターン、境界例パターン、依存症パターンなど）を見いだし、それにレッテルを貼ったものにすぎない。

しかし、人間の精神現象は無限に複雑なものなので、一つのパターンで固定的に考えると無理が生じる。そこで、心の病の病名には次のような特徴が見られることになる。

①教科書の病名は純粋型・理想型である。：ＤＳＭ－Ⅳ[10]などでは病名がきっちり分けられているようだが、実際にはパニック障害に身体表現性障害が加わったり、強迫性障害に妄想性障害が併存した

り、多数の病状・病名が一人の人間に同時に存在したりすることが多い。したがって、病名はその時点で最も優勢な病状に基づいてつけられるにすぎない。多彩な病状を一つの疾患単位でくることには無理がある。

②**病状（病名）は時間的に変化する。**：強迫症状が時とともに妄想状態になったり、統合失調症状態が神経症状態になったりするのはよく見られることである。

③**病状や病名は患者と治療者の合作である。**：患者がある治療者の前では拒絶・不信・妄想といった病状を呈し、別の治療者の前では心を開き、よくしゃべることがある。この場合、前者からは統合失調症の妄想型とみなされ、後者からは、妄想がかってはいるが対人恐怖にすぎないとみなされるかもしれない。また、治療者による病状の変化はそれほどなくても、治療者の見方が違えば診断も違ってくる。このように病名や病状は関係の中で生じ、合作となることも多く、特に境界例や人格障害といった病態で著しい。身体病でも同様のことが起こるかもしれないが、ごくまれだろう。

以上の三つの特徴は、身体病でも時として見られるが、心の病の場合は、その頻度・程度が強くなるようである。ただし、心の病でも、どの治療者でも同じ診断ということはもちろんあり得る。

第二節　病名をつけることのメリット

今までの論調から、筆者は心の病に病名をつけることに否定的だと思われたかもしれないが、それはとんでもないことで、病名をつけることには次のような利点がある。

①病名をつけることで**患者・クライエントへの理解が深まる。**：治療者は複雑な精神現象からいくつかのパターンを見いだし、その優勢度や程度・関連を知ることで患者や患者の問題が整理しやすくなり、患者を理解しやすくなる。治療者の患者理解の深まりは、患者自身の自己理解を促進し、治療目標の設定や有効な治療につながる。

②その病名に関する文献を調べたりすることで、**治療者の知識が豊かになる。**さらに、その病名から出発していろいろなことを想像していけるので、**患者理解のスタート地点に立てる。**：ここが身体病と違うところで、身体病の場合は病名診断が一つのゴールともなるが、心の病の場合、病名は一つの参考意見である。病名にとらわれることなく、そこを出発点として豊かな連想を繰り広げることが治療的である。

③病名は治療者間で共通言語のようになるので、**他の治療者やスーパーヴァイザーなどとその病名（共通言語）を使って話しやすい。**：たとえば、「この患者は境界例です」という代わりに、「この患者は、対人関係が不安定で、見捨てられ不安が強く、行動化が激しく、希死念慮も強く、リストカットも頻繁で、親や治療者へのしがみつきも強い人です」と言わなければならないとしたら大変である。病名を使えば話がスムースに進むという便利さがある。

④**病名をつけ、その患者の理解が深まることで適切な治療方針が立てられる。**：たとえば、神経症パターンと精神病パターンと境界例パターンでは、治療方針は多かれ少なかれ違ってくる。**理解の深まりが患者の安心につながる**場合がある。

⑤**患者自身にとっても、病名を知ることは自分自身を知ることにつながり、治療や自己成長に役立つ。**：しかし、ここに至るまでにはかなりの作業や時間がいるので、病名告知には慎重でなければ

ならない。病名は自分自身への理解を深める参考意見にすぎない、と患者に伝える姿勢が何よりも必要である。

⑥病名をつけると、**保険を使って専門的な治療・相談が受けられる。**：アメリカでは、ＤＳＭ－Ⅳに沿った病名をはっきりつけないと保険が使えないそうである。

いずれにせよ、何らかの現象に名前をつけることには、それなりの意義がある。われわれは、名前がついて初めて観察したり研究したり議論したりできる。「名前をつけることは科学の始まり」とはよく言われることである。

第三節　病名をつけることのデメリット

ところが同時に、病名をつけることには、下手をすると危険性やデメリットも生じる。それは、次のような理由からである。

①病名をつけることで、理解を広げ深めるというよりは、**狭い理解になってしまい、有害な割り切りになる。**[1]：たとえば「統合失調症や境界例だから治らない」という理解である。この二つの疾患は、確かに時間もエネルギーもかかるが、決して治らないわけではない。治療者や患者・家族にあきらめが生じてしまうと、不幸な悪循環（治らないと考える→熱心に治療しなくなる→状態が悪化する→やっぱり治らないという考えが強化される）が形成され、いっそう治りにくくなる。[11]後に取り上

げる事例[12][13]で、他の精神科医に匙を投げられた慢性統合失調症患者や境界例の治療過程を示し、それらが治らないものではないことを理解してもらおうと考えている。

②**治療方針が単調になる危険性がある。**病名を出発点として想像を広げるのとは逆に、**診断や病名を閉ざされたゴールのように考えると治療妨害要因になりやすい。**：たとえば、うつ病には薬物療法のみが有効と考え、認知療法や家族療法、行動療法などの治療の可能性を考えないとすると、うつ病に対する薬の効果はせいぜい六〇～七〇%となる。再発を繰り返しやすい現実の中で、薬で治らないうつ病の患者さんはどうすればいいのだろうか？　逆に、境界例や人格障害には薬が効かず、心理療法しかないと考えるのも早計である。十分な下準備をしたあとで薬を出せば、そうした障害にも援助となる。いずれにせよ、一つの病名の枠内だけで患者を理解したり、治療しようとすると無理が生じ、治療が行き詰まることが多い。

③いったんつけられた**病名にとらわれすぎると、大変な悲劇が起こる可能性がある。**：たとえば、神経症性の筋緊張性頭痛という病名がつけられると、いくら頭痛が激しくなってもそれ以外の病名は考えられず、脳腫瘍を見逃してしまったという悲惨な例もある。筆者はうつ状態や幻覚妄想状態を呈した患者でもＭＲＩ－ＣＴを撮るときがあるが、それで二、三の脳腫瘍を発見した覚えがある。身体一本やりも恐いが、心理一本やりも同様である。

④**病名による患者側の誤解。**：たとえば、巷間では今も「うつ病は薬できれいに治ります」という宣伝が流布しているようだが、クライエントがそうした誤解の上に乗ってうつ病という診断を受けたとき、薬で治ればいいが、治らなかったときはどうするのか。このような場合は、病名だけでなく治療方針も見直しの対象になる。

⑤**病名による患者・家族側の絶望。**：あまり配慮せずに、「あなたは（あなたの子どもは）統合失調症ですよ」と言った場合、本人や家族の心の中に「統合失調症＝ふつうの人間から脱落し、ふつう扱いされず、ふつうの生活ができない＝就職や結婚やふつうの生活はあきらめる」「統合失調症＝不治の病＝治療はあきらめる」「統合失調症＝遺伝する＝結婚はあきらめる」といった思いが生じ、それに引きずられることになる。つまり、病名をつけたことが治療妨害要因になっていく。

というわけで、病名を固定的・実体的にとらえ、想像力を閉じ込めてしまうと、治療妨害要因になりやすいようである。

第四節　病名告知のポイント

少し早いかもしれないが、ここで役に立つ「病名告知のポイント」を挙げておきたい。

①すぐに告知するより、**病名をめぐっていろいろ話し合う**のが望ましい。それにより、患者・家族の恐れ・誤解・偏見を浮き彫りにし、それらの緩和・是正に寄与する治療的メリットが生じる（特に、身体的実体が明確でないことや、一つの結果・パターンにすぎないことを理解してもらうチャンスにする）。

②病名を単に告げるよりも、**病状とその構造、背景の理解などを患者と共有する。**

③病状の理解の共有に基づいて、通院・治療的対話・服薬など、治療の必要性や治療目標についての

自覚を強めることが望ましい。

④病名がはっきりすることで安心することも多いので、そのときは**適切な病名を伝える**。ただし、その病名を正しく理解し、受け入れる準備が整ってからが望ましい。

⑤患者に病名や病状を考えさせることは大事だが、患者・家族だけでは手に余る場合も多いので、**治療者も適切な場面で自分の意見を言う**ことが望ましい。しかし、言い放しではなく、治療者の意見に対する**相手の反応を聞く**べきである。

いずれにせよ、病名告知が本人の自己理解を深め、想像の出発点になることが望ましい。

第五節　役立つ診断と見立てについて

ここで、診断と見立てについても述べておこう。役立つ診断を行うためには、単に病名だけではなく、以下のようにきめ細かく見ることが必要である。また、治療者の診断・見立ては、いずれ患者と共有できるものであるのが望ましい。最終的には、患者の自己理解が目標だからである。

①**病名の診断**：たとえば統合失調症と診断した場合、神経症的要素もあるとか、妄想的要素が強いとか、病名に付随する詳しい内容を知っておく。また単一の病名でない場合は、優勢な病名から順番に考えていく。

②**状態像の診断**

③**自我のレベル**（強さ―脆さ、柔軟性―硬さなど）**の診断**：具体的には、現実吟味、不安・不満耐性、言語化の程度、不満・不安に対する対応能力、コミュニケーション能力、自己肯定・自己受容の程度、感情に対する安定性など。

④**自我年齢（精神年齢）**：たとえば、①〇～四、五か月の自閉期・共生期、②五か月～二歳の分化期、③二～五、六歳の個体化期、④五、六～一一、一二歳の自我確立期、⑤一一、一二～成人の同一性確立期のいずれかによって、それぞれ対応が、①「holding（抱くこと）[14]や安全感保証中心」、②「共感、受容、枠づけ、万能感を満足させるやり方」、③「客観化、明確化、現実吟味、脱錯覚[15]中心」、④「直面、明確化、洞察指向、徹底操作中心」、⑤「内省、自己観察による合理的な問題解決」というように違ってくる。

⑤**どんな感情が強いか**

⑥**社会適応レベル**

⑦**家族など本人を取り巻く状況**

⑧**本人の課題**

⑨**治療目標、治療方針の診断**

⑩**治療の困難度の診断**

⑪**身体的問題の有無**

⑫**治療者側の診断**（治療者の治療能力や治療者の心身や社会的状況の診断）

⑬**その時点での最適の対応と不適切な対応**

⑭**今後の仮の予測**（最良の結果と最悪の結果など）

以上の点が明らかになるのが理想である。ただ、これも心の病の大きな特徴だが、こうした診断は治療が進むにつれて明らかになることが多く、身体病のように、診断がついてから治療を、とはならない。しかし、治療者としては、とりあえずその時点での診断（理解といってもいい）に基づいて最適の処置を施すことが要求されていると思われる。

第六節　心の病における身体的実体の可能性と疾病単位について

「心の病に実体はないのか？」と問われれば、「否」と答えざるを得ない。たとえ「心の病というものはありません」と言っても、現実にそれに苦しんでいる人は存在する。筆者としては、とりあえず、「心の病には、治療的実体（筆者の造語である）、学問的実体、社会的実体は存在する可能性がある」と考えておいたほうがよいと主張しておきたい。

1　心の病には身体所見はあるが、疾病特異的ではない

では、「治療的実体はあるとしても、身体的実体はないのか？」と問われると、やはり「ない」とは言いにくい。といって、特異的な実体があるとも言いかねる。

したがって、現在のところは次のようにいえるだろう。脳腫瘍などの器質的精神疾患を除いた一般の心の病では、

①背景にはそれなりの脳機能、身体機能の変化はあるだろう。

②個々の疾患に特異的な病変があるわけではない（心の病はいまだに、治療者の観察した臨床症状が診断基準になっている。また、最終診断が脳の病理解剖で示されることはない）。
③個々の精神疾患で出てくる身体的機能異常は、（心の病の症状を持っていない）一般人の抑うつや強度の不安などでも出てくる可能性がある。
④個々の脳機能や身体機能の変化は、それはそれで治療的に重要なものとして扱えるが、下手をすると悲観論、差別論につながるので注意が必要である。

2　心の病に対する大きな二つの考え

さらに考察を進めていく。まず取り上げたいのは、精神疾患に関する二つの大きな考え方である。

(1)　疾患単位説

(a)　クレペリン（一八五六〜一九二六）の唱える説

一つは、一九世紀末頃から強まった「精神疾患＝疾患単位説」だろう。これは身体医学をモデルにしたもので、各精神疾患が独立して存在し、その病変（身体病理・脳病理）、病因、発症、症状、経過、転帰に共通性があるという疾患単位説である。クレペリン流の精神医学（筆者の大学生時代の精神医学の講義はほとんどがこれだった）といわれ、今日までさまざまな批判を浴びながらも、なお多くの精神科医の頭を支配しているように思える。たとえば今の診断の主流であるＤＳＭに新クレペリン主義という名がついていることからも、それはいえる。

(b)　疾患単位説の問題点

この考えの問題点は、まだ見つかってもいない病変を「将来見つかるだろう」と考えて先取りしたことと、実際の臨床では症状や経過が多様で、ある特異的な共通点でくくりにくいことである（たとえば、典型的な統合失調症患者が治療によってうつ状態になったり、神経症症状を示したり、また逆の現象が日常茶飯に見られる）。

この考えに基づいて個々の心の病に特異的身体的実体があると考え、病名をつけていった場合の治療上の最大の危険性は、冒頭でも述べたが、患者・家族が「それぞれの疾患にはそれぞれに特有の治療法がある」と固定化して考え、病や治療に対する工夫、想像力を働かさなくなってしまうことである。

(c) 疾患単位説には有益な面もある

疾患単位説が有害無益かというと、必ずしもそうではない。いろいろな病状やその経過・パターンが一つの参考になって、患者への理解が広がることもある。その意味で、クレペリンの精神医学の教科書[16]やブロイラーの『早発性痴呆または精神分裂病群[17]』という著書は、今でも有益である。

問題はその使い方で、古典から得た知識を鵜呑みにするのではなく、目の前の患者の治療にいかに役立たせるかという発想を持つことが大切なのである。

(2) 弱点積み重なり説

(a) 被圧倒説、弱点積み重なり説、主体性後退説

これは、筆者が治療をするにあたっての考え方で、これまで随所で述べてきた。たとえば、一八年前の『心の病の治療ポイント[1]』では、「心の病は、人間が圧倒された時の一つの姿である」「統合失調症の病像は、人間一般に共通する弱点の結果である」「心の病は、主体性後退のひとつの結果である」と記した。人間は不安・恐怖、憂うつ感、怒り、異常・脱落意識などに襲われると、程度の差はあれ、主体性後退の危機にさらされる。

そして、主体性が後退すると、健康性（判断力、相互性、冷静さ、総合的見方、観察力、能動性、自覚・内省力、適切な行動力、待つ力など）がさまざまな程度に失われ、それがさらに不安・怯え・うつ・異常意識などを強め、悪循環に陥る。この「悪循環の固定化」が、心の病といわれるものである。また、この悪循環は、人間の弱点（冷静に総合的に判断できないという弱点、人の話をじっくり聞いて質問に正しく答えることができないという弱点、じっと待つことができず不適切な行動をしてしまうという弱点など）の積み重なりともいえる。

(b)　弱点積み重なり説の補足

この考えは今でも基本的には変わっていないが、現在は少し解説が要るようである。

たとえば、ある不安を受け止めかねてパニック障害や不安神経症に陥ったり、困難や憂うつな体験を受け止めかねてうつ病に陥ったり、不安・憂うつなどがあまりに強くなって主体性が著しく後退した場合、自分だけの世界に入り込んで統合失調症の症状である自閉や妄想をきたすことは、筆者の日常臨床ではよくあることである。

①主体性後退は脳機能、身体機能低下とも関連する

ただ、この考えだけでは脳や身体に何の変化も起こっていないと誤解されそうだが、不安を感じているにせよ主体性が後退しているにせよ、そのときは何らかの脳機能の変化、神経伝達物質の異常、身体機能の変化は生じていると筆者は思う。ただ、不安や主体性後退が脳の変化を起こすのか、脳の変化が不安や主体性後退を起こすのかはわからない。おそらく、どちらもあり得るのだろう。あるいは、不安・恐怖・憂うつ感といった感情現象・主体性後退現象と「脳の変化」は同時に

起こっていて、同じ事態を違った言葉で表しているだけにすぎないのかもしれない。

②主体性後退現象は脳病でもある

したがって、主体性後退や弱点積み重なり現象が脳の変化を伴うとすれば、「弱点積み重なり」は脳のよくない変化となり、「心の病は脳病だ」ということになる。

ただしこれは、昔よくいわれた「精神病は脳病である」という言葉に代表される「脳疾患＝非可逆的＝不治の病」といった意味ではない（だいたい、これを最初に唱えたグリージンガー[18]自身が「脳の変化は可逆的である」と述べ、精神療法の価値を認めているのである）。

つまり、主体性後退現象である心の病は脳の病ではあるが、神経症、うつ病、統合失調症、境界性パーソナリティ障害に代表される心の病（脳の病）は治る可能性があり、日々の臨床でも実感しているところである。詳しくは前四著[1][2][3][4]を読んでいただいてもいいし、近著[13]でも詳述するつもりである。

③「脳の病気」と呼ぶほうが治療的によい場合もある

たとえば、真面目なうつ病患者が一生懸命治療に取り組むがなかなかその成果が上がらないとき、「あなたの病は脳の病気です。脳が機能低下しているのですから、努力だけで克服できるわけではありません」と言ってあげると、自分の責任だとばかり考えていたうつ病患者の気が楽になることがある。

ただし、そのあとで、「脳機能の回復のためには、楽に過ごすことが大事です。深呼吸をゆっくり繰り返して呼吸に集中する、横になる、少し散歩をする、気晴らしをする、信頼できる家族・友人と話をするなど、いろいろあると思いますが、どうですか？　今まであまりそういうことができていなかったようですが、自分の脳に責任を持つことも大事なので、試行錯誤を繰り返しながら、楽に過ごす方法を探っていきましょう。薬も必要ですが、薬の効果を上げるためにも楽に過ごす方法の発見が大事ですよ」と言ってあげるようにする。すると、「脳機能の回復」が目標となり、自責感や気負いが減り、治療効果が上がりやすい。

ただし、どんな患者のどんな場合にも「脳の病気」と言っていいわけではない。そのときそのときに適切な言い方が必要で、それについては改めて取り上げる予定である。

④心の病の治癒と治療期間

「心の病や脳の病が治る」と言われて安心した方がいるかもしれないが、以下はやや辛く、深刻な話である。つまり、治るといっても、それは、①本人しだい、②家族しだい、③治療者しだい、④状況しだい（環境、運と縁）だからである。つまり、脳機能を回復させるための適切な考え（自覚と治療意欲）を持ち、治療促進要因となるような行動をし、治療妨害要因となるようなものは避け、また家族や治療者も本人の治癒を適切に助け、周りの状況にも恵まれるということであれば早く治るだろう。

しかし、自覚と治療意欲が全くないまま過ごし、家族や治療者から見放され、運にも恵まれなければ、症状が何十年も続く可能性がある。

したがって、期待通りの時間で治るかどうかは、本人、家族、治療者、状況（運と縁）の四つの要因にかかってくる。なかでも、本人の動向が五割を占めるだろう。この点は『境界例の治療ポイント』[2]に詳しく記してある。

⑤悪循環に陥らない人と陥る人との差は？　治るのが早い人と遅い人との差は？

主体性後退説に関するもう一つの疑問は、なぜある人は不安や憂うつを受け止め、ある人はそれに圧倒され悪循環に陥ってしまうのかという点である。この疑問は、治りの早い人、遅い人の差はなぜ起きるのか、という疑問ともつながる。

要因としては、家族社会因子、本人の対人関係史のほかに、母親の妊娠中のウィルス感染、出産時の障害などの生物学的要因までいろいろあるだろう。この点についてはいずれ綿密に取り組んでみたいが、心の病（脳の病）の場合はあまりに多様な因子が加わり、またその時々で本人や家族の発言が変わるので、原因の特定は困難なことが多い。

したがって、発病に関する要因を本人と共同探求しながら、それらの要因が現在や将来の人生・治療にどのように影響を及ぼすかを考え、減らせる治療妨害要因は減らし、減らせないものはそれを受け止める工夫を考えていく作業が大事だと思われる。

(c)　弱点積み重なり説（主体性後退説）は脳機能を重視する

今までの補足でおわかりのように、筆者の言う主体性後退説は、決して脳機能や生物学的要因を無視するものではない。それどころか、そうした脳科学や生物学的精神医学の知見を積極的に取り入れ、治療に生かしていきたいと考えている。

その証拠に、筆者は薬を治療に積極的に活用するなど、薬に関する観察も大事にしている。ただ、精密に観察すればするほど、薬に過剰に期待するとかえって害があり、応援部隊（治療や脳機能回復のための）として考えておくほうが治療効果が上がる、と強調せざるを得ない。

3　筆者なりの結論

ここまでの考察に筆者なりの空想を付け加えて、要約・結論すると、以下のようになる。

①心の病は、何らかの脳機能や身体機能の変化を伴っている。

②心の病には、治療的実体・社会的実体がある。

③心の病は、癌ほど明瞭な病変はないにしても、いまだ目に見えない病変はあるかもしれない。しかし明確ではないので、「身体的実体がある」と簡単には肯定し難い。しかし「身体的実体などない」とも言い切れない。

④いずれにしても、脳機能の変化・低下はかなり確実なので、その機能の回復に努めるべきである。それは、主体性・自由性の回復と同じことである。

⑤「心の病＝疾患単位説」は、今のところ裏づけがなく否定的見解が多いが、「疾患単位としての心の病は絶対に存在しない」とも断定できない。

⑥心の病がある疾患単位を持っていようがいまいが、治療的には、変化できる点があればそれを目指し、健康性や可能性の回復・拡大に努めるべきである。それは仏性や霊性の開発といってもいい。

⑦最も治療の妨害となるのは、心の病を非可逆的で決定論的で不治の病と決めつけることである。治療者は時として、手に余る患者を引き受けたくないため、または自分の責任を逃れるため、非可逆説を述べるときがあり、注意すべきである。

⑧患者・家族の側は、病名が決まればそれに対する薬・治療法があると思い込みやすい。その結果、何も治療的工夫もせず、治療という共同作業が困難になることもあるので注意を要する。

⑨逆に、病名を非可逆的・不治的にとらえると、絶望したり、治療意欲を失ったりする恐れがあるこ

とにも注意すべきである。

⑩したがって、病名を伝えるときは、病名告知によって得られるメリット、つまり「病名を参考にして自分や自分の心を探っていける」「ある種の枠が見つかることで安心する（ただし、絶対枠ではなく人工的な枠）」「自分なりにいろいろ調べられる（しかし有害な情報もあるので注意）」「自分の治療方針や生活の指針の参考になる（逆に、不適切に使っている場合もあるので注意）」などが大きいと考えた場合は、告げてもよい。しかし、病名を治療的に正しく使うことはなかなか難しいので、まずはそれができるようにすることが急務である。

⑪そこで、病名を聞かれた場合は、「病名を知りたい気持ちは当然だが、なぜ知りたいのか？」と言って、病名をめぐって話し合うのがいい。それで患者が、自分のことや自分の心のありように気づき、適切な治療的営みの方向に進むことになれば、治療にとってかなりのプラスになる。

いずれにせよ、疾患単位説と弱点積み重なり説（主体性後退説）は、そんなに対立するものではないので、両者のよい点を生かすことが治療になるのだろう。

そして今後は、生物学的精神医学、社会精神医学、心理療法的精神医学が総合して治療精神医学に結集すること願ってやまない。

第三章　治るとは？

精神現象は多様であり、パターンも病名もさまざまであるのと同様に、心の病の治癒像（治った状態）も複雑で、一人ひとりによって違ってくる。しかし、共通点がないわけではない。

第一節　治癒像の例

以下は一つの参考意見だが、筆者なりの治癒像を示してみる。

①楽になり、安らぎが得られる（本人を苦しめている症状の減少。苦しみの緩和）。
②日常生活能力の回復（対人関係能力、労働力、遊びを楽しめる力など）。
③身体的に健康になる（睡眠障害や食欲不振が治る）。
④苦しみ（不安、抑うつ、葛藤、不満、怒りなど）を受け止める力の開発。悩む能力の育成。
⑤自己理解、他者理解、状況理解などの上昇（病識、洞察、自覚などの回復・開発）。
⑥適切な自己主張。拒絶能力の上昇。
⑦正確で客観的な自己評価。他者からの評価と自己評価が一致すること。
⑧病気の構造、病態心理の理解と再発予防の心構えの獲得。
⑨異常意識・脱落意識からの脱却。
⑩とらわれからの脱却。適度な執着。ほどほど感覚の獲得。
⑪適切な自己決断。
⑫適切な認知の獲得。

⑬他者への信頼感や思いやりの回復。
⑭自信の回復。
⑮自立とほどほどの依存。
⑯自己コントロール力の回復。
⑰自己実現。自分の納得する人生・生活の達成。

まだまだ挙げられると思うが、これらはすべて相互に関連しあっており、病者や健常者を含めたすべての人が常に望んでいるごく平凡な願いである。しかし、実際にはこれらの獲得や維持はかなり難しく、実現できるかどうかは本人にかかっているといえる。だからこそ、心の病の場合は、患者本人との共同作業が治療の中心になるのである（これは、医者がすべてを取り仕切る手術治療や身体的救急治療のような治療とは対照的である）。

第二節　治し方、治り方の一例

治癒像がさまざまであるのと同じく、治療法もまた多様である。ここでは一つの流れを示しておきたい。

①症状や困難や問題点などを明確にする。
②症状・困難の歴史を探る。

③症状の原因を探りながら、減らせる原因と減らせない要因を探る。
④症状・困難をどの程度受け止められているかを検討する。
⑤受け止めにくくなっている原因を探求する。
⑥減らせる原因を減らしていく工夫をする。
⑦受け止めるにはどうしていくかのプログラムを組む。
⑧プログラムを実践する。
⑨実践の結果を反省する。
⑩徐々に苦悩や症状を受け止める力がつき、また症状を減らす工夫もできてくる。
⑪健康力が回復する。

実際にはこのようにスムーズにいくことはなく、治療は、失敗と反省、挫折と立ち直り、傷つきと修復の繰り返しになることが多い。心の病の治療にはかなりの困難が待ち受けているのである。

第三節　どんな人が治りやすいか?

患者・家族・治療者の最大の関心事は、何といっても「どうしたら治るか?」という「治癒へ至る道」を知ることにある。そこで「どうすれば治りやすいか?」「どんな人が治りやすいか?」について、いくつかの項目に分けて考えてみたい。なかなか実現困難な項目も多いが、悲観する必要はない。今は実現できなくても、これらを目標にすればいいのである。

1　気づき、自覚

●自分の心や行動を見つめようとする人は治りが早い。ほどほどに見つめることが大切である。

●自分の問題点に気づく人ほど治りやすい。
問題点に気づいて「だから駄目だ」と希望を閉ざすのではなく、「問題点を改善しよう」「問題点を上手に使おう」とする人は治りが早い。

●自分のことや問題点を自覚している人は治りが早い。
自分の自覚が正しいかどうか、独りよがりで独善的な自覚をしていないかいつも吟味し、また他者の意見を聞こうとする人ほど治りが早い。

●自分にばかり問題があると考える人は治りが遅い。ほどほどに他責的になる必要がある。

●自分の問題点をそのままにしておいていいか、改善する必要があるか考えている人は治りが早い。

●自分の問題が、自分や周囲の人（家族、友人、恋人など）によって解決不可能なとき、医療機関、カウンセラーなどに相談してみる勇気のある人は治りが早い。

●解決困難を否認する人、反動的に強がりになる人、何もかもあきらめ何も行動しない人より、素直に困難を認める人のほうが治りが早い。

●自分の自覚や気づいた点を尊重する人は治りが早い。それにとらわれない人はもっと治りが早い。

2　自分を大事にする

●自分を大事にして、自己愛を持っている人は治りが早い。その自己愛が、健康な自己愛（他者も同様に愛そうとする自己愛、開かれた自己愛、宇宙的自己愛など）であれば、いっそう治りが早い。

●苦しくなっても自分の体を傷つけないでいる人は、治りが早い。自傷行為をしても、そうした行為をやめよう、減らそうとする人、「自己を傷つけて楽になるか？」「自己を傷つけないで楽になる道はないか？」と考える人ほど治りが早い。

●自分を大事にすることの一環として、健康法に取り組む人は治りが早い。しかし、健康法などにとらわれない人のほうがもっと治りが早い場合がある。

3　相互性、対話、他者との関係

●他者とコミュニケーション、対話ができる人は治りが早い。特に、よいコミュニケーションができる人ほど治りが早い。（①相手の話をじっくり聞く、相手がしゃべっているときはあいづちを打つくらいで話をさえぎらない、②こちらがしゃべるときは、あまり長くならず（一分以内ぐらい）、また相手が聞いてくれているか、理解しているかに気を配る、③相手の話に理解できにくいところがあれば、いっそうの内容理解に努める、④相手の話に賛成なら賛意を示し、反対ならそれを告げる、⑤論争になった場合、勝ち負けよりも、ことの真実を明らかにしようとする、⑥お互いコミュニケーションを持ててよかったと思える、など）。

●治療者とのコミュニケーションで、「自分の問題点はどこか？」「緊急性はあるか？」「見通しはどうなるか？」「どうすれば治るか？」「治りが遅くならないためにはどういうことに注意したらいいか？」などをきちんと聞く人は治りが早い。

●他者を思いやり、他者を傷つけないでおこうとする人は治りが早い。

●人との関係を大事にする人は治りが早い。
ただし、他者に対してはっきり自己主張し、嫌なことは拒絶するという姿勢のある人ほど治りが早い。

4　現実認識、生き方

●自分の現実（能力、性格、状況など）や、他者の現実、社会の現実を正確に認識している人は治りが早い。
●正しい、正しくない、どちらともはっきり言えない、と区別しようとする人は治りが早い。
●はっきりしないことを「そのままにしておく」または「放っておく」人は治りが早い。
●できる、できない、どちらともはっきり言えない、と区別しようとする人は治りが早い。
●また、自分の心の現実（特に、好き・嫌い、快・不快、愛・憎、賛成・反対など）を見つめられる人は治りが早い。したいことと、したくないこと、どちらでもないことの区別ができる人は治りが早い。
●「好きなこと（したいこと）だけをする」「できることだけをする」「楽しく面白いことだけをする」「必要な役立つことだけをする」ことを目指している人は治りが早い。
「好きなことだが、今はあまり必要ない」とか「好きでないことだが、今やる必要がある」という矛盾・葛藤にさらされたとき、冷静に熟慮して適切な決断を下せる人は治りが早い。

さらに「真に必要なこと」は「本当はしたいこと」であるとわかっている人は治りが早い。
●自分の「したいこと」がわかっている人は治りが早い。
「自分のしたいこと」がわからない人でも、それを見つけようとする人は治りが早い。また、それが見つかるまで「仮の目標」持っている人は治りが早い。

真の目標も仮の目標もわからないとき、治療者に相談する人は治りが早い。

●目標など考えずに、毎日の日常に満足している人はいちばん治りが早いかもしれない。

「繰り返しや反復の価値・重要性」をわかっている人は治りが早い。

●目標の実現や結果にこだわらない人は治りが早い。結果にこだわらず、日々努力・工夫する人はいちばん治りが早い。

●こだわりも時には必要で、ほどほどにこだわる人がいちばん治りが早いといえるかもしれない。

5　治療意欲

●治療意欲のある人は治りが早い。ただし、焦らない人のほうが焦っている人より治りが早い。

焦っている人でも、自分の焦りを自覚し、焦りによるデメリットを認識する人は治りが早い。

●「いついつまでに治したい」と考えるより、「治療努力はするが、いつ治るかは天に任せる」という態度でいる人のほうが治りが早い。

●総じて、早く治そうという人ほど遅くなり、いつでもいいと考えている人ほど治りが早い。

6　不安、抑うつなどに関して

●「不安、緊張、気がかり、恐怖、強迫」「憂うつ、無気力、空しさ、絶望、希死念慮」「焦り、イライラ、怒り」「迷い、ためらい、戸惑い」「身体のちょっとした不調、違和感」といった現象を、「生きていくうえで、あって当然」と考える人は治りが早い。

●不安、憂うつなどに振り回されない人は治りが早い。

●不安、憂うつ、空しさ、怒り、苦しさなども生きるうえで十分価値があると思える人は治りが早い。
不必要な不安、避けられる不安や苦しみを避けたり減らしたりする人は治りが早い。

避けられない不安や苦しみは受け止めていこうという姿勢を持つ人は治りが早い。

「避けられ、減らせる不安や苦しみ」と「避けられない、減らせない不安や苦しみ」を区別できる人は治りが早い。

●人生や生活や他者への期待などは、思い通りにいかないことを知っている人は治りが早い。
「思い通りにいかなくてもかまわない」と真に覚悟できている人は治りが早い。

思い通りにいかないときに適切な行動がとれ、不適切な行動を控えられる人は治りが早い。

7　行動、生活

●規則正しく、自然にかなった生活をする人のほうが治りが早い。ただ、時には規則正しさにとらわれないで自由に行動するほうがいい場合もある。

●考えてから決断・行動する人は治りが早い。ただし、緊急時には即座に対応することも大事である。

8　その他（認知、考え方など）

●ほどほどに自己評価できる人のほうが治りが早い。他者の意見を参考にするなどして、正確な自己評価ができる人、またそれに従って動ける人はもっと治りが早い。

●「自分への評価」をほどほどに気にする人は治りが早い。

●緊張しすぎる人や全然緊張しない人に比べて、ほどほどに緊張する人のほうが、集中力が高まり、治りが早そうである。
●失敗したときは落胆したり落ち込んだりしてもいい。失敗から学ぶ人は治りが早く成功しやすい。
●心の病とは悪循環の固定化である。この悪循環に早く気づき、良循環への移行を試みる人は治りが早い。
●不安、落ち込み、恐怖、困惑、怒りなどの否定的な感情は自然に起こってくるものなので、これを阻止することは不可能だが、すぐに冷静になり、二次的に適切な考えや対策を考えられる人は治りが早い。
●悪いほう悪いほうに考える傾向を、できるだけよい方向に考え、プラス思考のできる人は治りが早い。
ただし、現実に悪い点があるのにそれを否認する人は、かえって治りが遅くなる傾向が強い。
●自己否定→自己反省→自己変革→自己肯定というよい流れを作れる人は治りが早い。
●「今の自分」を受け入れる姿勢を開発・訓練していく人は、そうでない人より治りが早い。受け入れにくい場合は、その原因を考えるほうが治りが早い。
●「完全でなくていい。失敗や不完全さは成長につながる」と考えられる人は治りが早い。
●極端化思考・全か無か思考の人より、より柔軟で決めつけない考え方をする人のほうが治りが早い。
●順調希求姿勢（不順調を受け入れる姿勢の不足）が強い人より、順調にいかないときにそうした自分を受け入れ、不順調な自分に適した行動をとろうとする人のほうが治りが早い。
●目に見えるものばかりに注意を向けるのでなく、目に見えない心の営みも重視する人は治りが早い。

●一部の材料だけですべてを判断する人より、全体を公平に見て判断を下す人のほうが治りが早い。
●自分勝手に選択的・恣意的に物事を見る人より、客観的に、自分の期待や恐れを離れて物事を見る人のほうが治りが早い。
●「すべき思考」の人より、「したいこと」「できること」を大事にする人のほうが治りが早い。
●万能感の強い人より、「できないことはしない」という姿勢でいる人のほうが治りが早い。努力至上主義の人より、「いくら努力してもできないものはしかたがない」と考える人のほうが治りが早い。
●もろい自尊心・自信のなさ・強すぎる承認欲求といった傾向を持つ人より、独善的でなく自分で自分をほめてあげられる人のほうが治りが早い。
●罪責感（罪悪感）を過剰に持ち、それに圧倒されている人より、罪悪感から出発しようとする人のほうが治りが早い。
●過剰に適応しようとする人や、自己主張や拒絶能力が不足している人より、そうでない人のほうが治りが早い。
●今の瞬間にしか目が行かず、過去や未来が見えない人より、経時的・歴史的にものが見える人のほうが治りが早い。調子の悪いときもよいときもあることを知っている人は治りが早い。
●休息を怠けと考える傾向の人より、休息の価値を認める力のある人のほうが治りが早い。
●対象との一体化（親が死亡したら自分まで死んでしまったと考えるような人）傾向の強い人より、区別（親と自分は別）や自立の能力のある人のほうが治りが早い。

●必要なときに必要な量だけ薬を利用できる人は治りが早い。
●想像力、創造力、自由性のある人は治りが早い。
●治らない原因を一方的に、他者（家族・治療者・関係者など）のせいにする人より、そうでない人のほうが治りが早い。ただし、自分だけのせいにする人は治りがかえって遅くなる。
●自分の体験（不安、うつ、幻聴、妄想、離人体験など）を、距離を置いて眺められる人は治りが早い。
●自分の感情、衝動に支配されず、自己の行動をコントロールできる人は治りが早い。
自分の感情を行動で表す人より、言葉で伝える人のほうが治りが早い。
●自分の行動をコントロールするために行動記録を書く人は、もっと治りが早い。
●自分の見た夢を役立たせる人は治りが早い。同じ夢を繰り返し見たり、気になる夢を見たら、夢のわかる治療者に報告すると治りが早い。
●絶えずリラックスを考えている人は治りが早い。たとえば、ゆっくり深く呼吸する人は治りが早い。
●「熟睡しなければいけない」と考える人より、「目を閉じて横になっているだけで、ある程度、眠れたことになっている」と考えられる人のほうが治りが早い。
●治っていなくても治ったふりのできる人は治りが早い。本当に治っているのか、治っているふりをしているだけなのかがわかっている人は、さらに治りが早い。
●占いを全く無視する人より、占いに興味を持ち、それを参考にする人のほうが治りが早い。ただし、占いを信じ込む人や、占いの結果やお告げに圧倒される人より、そうでない人のほうが治りが早い。

占いを単なる未来予知の技術と考えず、現在の自分や自分を取り巻く世界の状況を直観的に知る一つの貴重な材料と考えられる人は治りが早い。

●宗教に関心がある人、神や仏を信仰している人は治りが早い。

ただし、神や仏に現世利益だけを願う人より、自己成長の助けを願う人のほうが治りが早い。

やたらに他者に自分の宗教団体への加入を勧める人より、そうでない人のほうが治りが早い。

人に勧められたからといってすぐ入信してしまう人より、熟考したり他者の意見を参考にしたりして決断する人のほうが治りが早い。

よい宗教と悪い宗教、よい霊能者と悪い霊能者の区別ができる人は治りが早い。

●自分で考え、自分で決定し、自分で行動する人は治りが早い。ただし、人の意見を全く聞かずに突っ走る人より、そうでない人のほうが治りが早い。

●行動したり事を起こしたりするとき、または他者の依頼を引き受けるとき、常に最良の結果だけでなく最悪の結果も予想しておける人は治りが早い。

行動して悪い結果が出ても、「いい経験になった。これを反省材料にしてまたがんばろう」と思える人は治りが早い。

●何はともあれ、納得した生き方を目指している人は治りが早い。

第四節　なぜ治りにくいのか？

患者の病気をよく調べていくと、患者の病気は、それまでの歴史、生き方、患者を取り巻く状況などの積み重ね、いわば「個人の歴史の結集点」ともいうべき性質のものであることがわかってくる。あるいは「病気は個人や家族の影の集積」といってもよいかもしれない。

そして治療とは、それらをある程度変化させることなので容易ではなく、困難や治療抵抗が生ずるのは当然である。フロイトが治療抵抗[19]に言及する以前から、治療に対する困難や抵抗はよく知られていた。ただ、それを真正面から取り上げ、「抵抗の分析こそ治療の核心的作業である」と述べたのは彼の功績に違いない。

1　治療を妨害する22の要因

治療抵抗や治療を困難にさせるものは無数にあるといってよいが、ここでは、心の病の治療者が遭遇しやすい困難点を挙げてみる。

①患者に自覚がないか、あっても乏しい。なかなか病院に行こうとしない。
②自覚のあるなしにかかわらず治療意欲に乏しい。
③現実に対する認識が乏しい。
④治療希望はあるが、非合理的・非現実的である（「不安を一切なくしてほしい」という一般的なものから「ここで安楽死させてほしい」という緊急的なものまで）。
⑤早口・多弁で話についていきにくい（話に脈絡がなく、あちこちに飛んでしまって理解しにくい）。
⑥全然しゃべらず、沈黙が続く。
⑦「実はカウンセリング（あるいは診察）など望んでいない。言われて来ただけ」と主張する。また

は、治療を恐がったり不信感を表明したりする。

⑧言っていることはわかるが、本質的な問題や治療とは全く関係のない話を延々とする。

⑨自分の意見がはっきりしない。自分の意見と他者の意見を混同する。自分の意見を言えない。

⑩質問ばかりしてくる（「自分は病気かどうか？」「病名は何か？」「病気の原因は何か？」「治るのか？」「どうしたら治るのか？」「いつまでかかるのか？」など）。

⑪希死念慮が強く、「死にたい。楽に死ねる方法はないか？」と言う。自殺の危険が感じられる。

⑫実際に、リストカットや大量服薬といった自傷行為が出る。

⑬過食、薬物乱用、買物依存、大量飲酒、暴走行為、見境のないセックスなどの行動化が起こる。

⑭治療や面接のルールや約束が守れない（約束の時間に欠席し、約束外の時間に面接を求めてくる。夜中に電話してくる。面接終了時に席を立たない）。

⑮治療者へのしがみつきが激しい。すぐに転移[20]を起こしやすい。

⑯他者のせいにする。他責的。攻撃的。怒りを向けやすい（「俺を馬鹿にした」「なかなか治らない。どう責任をとってくれるのか」など）。投影同一視[21]が強い。

⑰認知の歪みがある（悪いほうにしか考えられないなど）。

⑱相互性がない。対話ができない。質問に対する答えがそれる。

⑲自分の行動に対する責任がとれない。謝ってもすぐに同じことを繰り返す。

⑳行動のコントロールができない。すぐに暴れる。暴力を振るう。

㉑治療者を脅かす。

㉒解説ばかりしてなかなか実践しない。決断ができない。

（最大の治療妨害要因である「絶望感」とその対処法については、第五章で述べる。）

以上を見てわかるのは、これらはすべて人間に共通する弱点・欠点そのもの、あるいはそれに近いものだということである。心の病とはあまりに人間的な病であり、先に述べたように人間の特徴、または人間の弱点の積み重ねの結果である。したがって、健常者と言われている人も、また治療者自身も、多かれ少なかれ同様の弱点・欠点を有している。

2 治療妨害要因の改善と克服

治療者は、こうした弱点・欠点に負けずに積極的に改善の作業を開始し、あるいは改善作業の重要性を患者に伝達する役目を負わされている。

しかし、この作業は容易ではなく、患者・家族はしばしばへこたれそうになる。このとき、患者・家族を支え、治療という共同作業を進めていくのが治療者の役目である。これができないか、あるいはしようとしなければ「治療者失格」である。『精神科医はいらない』[22]という本があるが、そこに出てくる精神科医は上記の困難さの改善に向かうより、薬だけ出してお茶を濁そうとしている人たちのようだ。役に立たない（というより有害な）精神科医は確かにいるが、全員そうだというわけではなく、多くの精神科医はなんとか患者の役に立とうと努力していると信じたい。そして、役に立つ治療者とは、上記のような困難に立ち向かい、患者と共同して困難改善作業に取り組む人のことを言うのだろう。

第四章　治療の基本的作業

——治療妨害要因を克服する22の対処法

本章では前章で述べた治療の困難点をどう改善するかを示してみたいが、どの項目を取っても多様な場面が含まれるので、例や工夫を挙げるだけにとどめておく。

第一節　自覚のない場合、自覚があっても乏しい場合

心の病では、たいていの患者は「どこか調子が悪い」「どこかおかしい」「精神的に苦しい」「不眠や不安で悩んでいる」と感じ、どうしていいかわからず、その理解を求めて、あるいはこれらの苦しみを楽にしたいと期待して、病院やカウンセリングルームを訪れる。こうした病感や自覚は、患者との治療契約の基礎になり、治療の出発点になる。

ところが、統合失調症や境界例、人格障害などでは、この自覚が見当たらないか、かなり乏しい場合がある。これは治療開始にとってはやっかいなことで、まずその対策を急がなければならない。もっとも、自覚が乏しいといってもその臨床的現れはさまざまなので、特によく目につく例を次に挙げてみる。

1　家族に連れてこられる場合

本人の自覚が乏しく家族の力が優っているときは、患者は家族に連れられて来院する。患者はふつう、拒絶的、怯えている、無関心な感じ、などの印象を与えるが、ここでは幻覚妄想状態をきたした統合失調症の患者（患者A）を例にとり、やりとりの流れを一般化して紹介してみたい。

①まず、治療者は患者に「今日はどういうことで来られたのですか？」と来院目的を聞く（家族が何

か言い出してもそれは制し、まずは患者本人を中心に据える)。
②このとき、患者は黙るか、「別に」「何ともない」などと言って拒否的な反応を示すことが多い。
③そこで治療者は、「今日はご自分の意志で来られたのですか？　それとも家族の意向でですか？」と聞く。
④患者は「家族に連れてこられた」と言うことが多い。
⑤それに対して治療者は、「家族はなぜあなたを連れてきたのでしょうか？」と問う場合もあれば、「連れてこられて腹が立っていませんか？」と患者の気持ちを汲もうとする場合もある。患者が恐がっている様子であれば（精神科に対する恐怖が強いことは多い）、「恐いのですか？」と言ってあげたりする。または「家族にどう言われたの？」「どんなふうに説明されたの？」と聞いて、暗に家族と本人のコミュニケーションの様子を探ったりする。何も説明されていなかったときは、「それは大変ですね」と患者に共感する。いずれにせよ、患者に波長を合わせ、患者の気持ちを大事にすることが重要である。
⑥患者が「何の説明も受けていないし、なぜ連れてこられたのかわからない」と言うなら、その気持ちを汲みながら、「それでは、連れてきた理由を家族の方に聞いてもいいですか？」と尋ね、患者の承諾を得る。
⑦家族が「部屋に閉じこもることが多い。学校に行かなくなった。それに『周りの人が自分を監視し、自分の悪口を言い、脅迫してくる。盗聴機が仕掛けられている』などと、ありもしない変なことを言うので」と答えたとする。
⑧治療者は患者に、「それは事実か？」と問う。

⑨患者は事実だと認めることが多い。
⑩そこで治療者は、「もしその通りで、常に見張られ盗聴されているとしたら大変ですね」と患者の気持ちを汲み、「ともかく大変なことが起きているので、もう少し詳しく聞いていいですか?」と尋ねる。
⑪患者の許可が得られたら、そうした現象が起こり始めた経緯を聞く。一回の面接で幻聴や妄想を認めることはまれだが、現象によって生じる疲労や不眠は認めることが多い。
⑫治療者は、「ともかくよく眠って疲れを取り、冷静に考えていくことが大事ですね」と伝え、患者がそれを肯定したとする(肯定しない場合も多いが、それに対する対策は別の項で述べる)。
⑬治療者は「今のままで睡眠や休息がとれますか?」と聞いてみる。患者が無理だと答えたら、薬(強力精神安定剤、抗精神病薬、睡眠薬)の助けを借りることを提案する。
⑭患者が承諾すれば薬を処方するが、多くの患者はふつう拒否するので、その理由を聞く。
⑮拒否の理由はさまざまだが(病気とみなされる恐怖、精神病で異常扱いされることへの抵抗、薬そのものの恐ろしさなど)、それについてじっくり話し合う。話し合いがつかなければ、家族の意見を聞くこともある。ほとんどの家族は「薬をのませてほしい」と言うので、治療者は家族に「しばらく別室で、本人と話し合ってください」と告げることもある。
⑯服薬の承諾が得られたら、薬の作用と副作用についてさらに詳しく説明する。
⑰薬は脳に休息を与え、自分の体験を距離を置いて見ることができるようになるので、その結果、幻覚妄想体験に対する話し合いは容易になる。
⑱うまくいけば「自分の思い込みだった。妄想だった」と言うようになり、自覚が得られ、今後の病

気回復や予防に対する対策を話し合える。うまくいかない場合については別項で述べる。

ごく単純化しても、このようにいくつもの段階に分けて示さなければならないほどの細かい作業が必要になる。実際の臨床ではさらに複雑で繊細な作業になることが多い。

しかも、これだけでは患者にとっては真の自覚には程遠く、自覚の入口に達したにすぎない。本当の自覚とは「自分の体験を詳細に観察でき、その体験の原因を十分に理解し、自己の性格、自分の置かれている状況、自分の欠点と長所、今後の自分の予想、周囲から期待されていること、再発予防の注意点」などを知ることである。それには、一〇〇段階以上、一〇〇通り以上の複雑な過程をたどらなければならないと思われる。無理してそこまで進まなくてもよいし、本人が生きるのに必要な、あるいは生きやすくなるために必要な自覚で十分である。自覚を焦らせたり強制したりしないほうがいい。完全な自覚など、人間はもとより神様でも不可能なことなのだから、自分に見合った自覚で十分なのである。

2　本人が通えない場合

自覚がきわめて乏しいなど、いろいろな事情で患者本人が病院に来られないときは、親（家族）だけが相談に来ることが多い。この場合はまず親の話をじっくり聞き、親の苦悩を理解し、親を支えることが大事になる。具体的には次のようになる。

①親の苦悩を聞き、治療者がそれを理解したことを伝える。
②本人を連れてこられない事情を聞き、その辛さを思いやる。

③困った状態の中で少しでもよい方向に行く方策を両者で考える。
④その場合、たいていは「親子関係を少しでもよくするのがいちばん」という話になる。
⑤親子関係をよくするには、親が本人の気持ちや本人自身をどう理解しているかを知ることが重要になる。治療者は親の理解を進めるために、慎重に質問したり、要約したり、親の苦労を思いやったりする。時には「お子さんははこれこれのとき、とても辛く、自信をなくしたのではないでしょうか」などと意見を提示し、親の反応を待つ。いずれにせよ、親の想像力を刺激する「良性の質問」をすることが大事である。
⑥ついでに、親子関係の歴史も聞いておく。親は罪悪感や後悔を示すことが多いが、それはそれで尊重するようにする。ただし、性急に「お母さんが悪いわけではないのです」と言って罪悪感の解消を図るよりも、その罪悪感がどう変わっていくかを見守るほうがいい。
⑦過去を振り返り、現状を分析したら、次に「具体的にどうするか」が話題になる。治療者はすぐに具体策を持ち出すのではなく、「本人が親に言われたくないこと」「されたくないこと」、逆に「言ってほしいこと」「してほしいこと」を親に考えさせる。また「最良の親子関係」と「最悪の親子関係」について話し合い、親の想像力を広げるようにする。
⑧ここまでの作業で、親は対応のしかたについてかなりわかってくるが、実際には「では、昼まで寝ている場合、起こすべきでしょうか？」などと聞いてくることもある。このとき、「あなたはどう考えますか？」と返してもいいが、答える力のない親も多い。そこで、「いくつか例を挙げましょう。一つ目は前の晩に、明日の朝、起こしたほうがいいかどうかを本人に聞いて、望む通りにする。二つ目は『早く起きなさい』と言って起こす。三つ目は全く声をかけずに放ったらかしにする。四

つ目は『具合どう？　寝ているほうがいい？　起きたほうがいい？』と、時々小声で話しかける。五つ目はそれ以外。どれがいいように思いますか？」と具体的な選択肢を示す。
⑨治療者の言うことを正確に聞き取っている親であれば、たいていは一つ目と四つ目がよいと答える。治療者の言うことが聞き取れない場合には、紙に書いて渡してもいい。
⑩返事を聞いたら、治療者は「そうですね。私もそう思います」と言って賛意を表明したあと、「なぜそのやり方がいいと思いますか？」と尋ねる。
⑪これに対して答えられない親もいるが、治療者と話し合ううちに、「そのほうが子どもの気持ちを思いやっていることになる」「そのほうが優しい言い方である」「放りっぱなしは、本人が見捨てられた感じを持つのでよくない」と、親自身が気づき始める。そして、子どもの気持ちを理解し、それに波長を合わせた対応（適切な話しかけ、見守りなど）が大事であることや、しばらくは親がカウンセラー役をしたほうがよいことがわかってくる。
⑫ただし、それを理解したからといって直ちに解決するものではない。本人と同様、親も長い歴史を有しているので、治療者と何度も話し合うことを通して少しずつやり方を会得していくのである。
⑬場合によっては、親に「子どもとの対話記録、関係記録」を書いてもらうこともある。自分を振り返る行為は誰でも大変なことであるが、これをすることで親の理解と良好な対応が一段と進むことになる。

以上の段階を踏んで親子関係が改善されると、親子間の対話が少しは可能になり、親の進言を受け入れて本人が病院に来ることもある。また、親の変化を見て、治療者に会いたくなる患者もいるようである。

ただ、親だけが来て本人が全く来ないままで健康を取り戻し、就労や社会参加や結婚が可能になるケースも一割程度だが、あるにはある。

3　本人が来られない状態で、しかも緊急事態である場合

親だけが来て、「子どもの暴力がひどく、希死念慮が強くて自殺の可能性が高く、錯乱状態になっている」と訴えたときは緊急の処置が必要になる。筆者の場合は、訪問カウンセリングをしてくれる臨床心理士[23]の仲間がいるので、その方にお願いするか、保健センターや警察の助けを借りたり、入院対策を考えたり、親を避難させたりなどの工夫をして、とりあえず事故が起こるのを防ぐようにしている。

4　本人が通ってくるが、自覚に乏しい場合

この場合は、本人があまりしゃべらないか、しゃべっても核心と関係のない話をして、何のための面接かわからなくなってくる。治療者の質問にも答えないか、答えても焦点がそれてばかりで、肝心なことを話さないことも多い。

いずれにせよ、面接が進まないのは本人の自覚のなさによると感じられたときは、何らかの介入をしたほうがよい。本人の自覚が出てくるまで待つという治療者もいるが、筆者の経験ではあまり有益ではない。時間とエネルギーの無駄づかいにもなり、患者本人も、診察やカウンセリングはこんなにくだらないものかと感じて、本人や周囲の苦しみがいつまでも続くことになる。

もちろん、治療者のアンテナが「待ちの姿勢でよい」としているのなら、待っていい場合もあるだろ

う。筆者の場合は、次のようにしている。

①自覚のなさは初回でわかることが多いので、自分の意志で来たのかどうかを尋ねる。

②たいていは「違う」と答えるが、黙ってしまう場合もある。「自分の意志で来た」と言うのなら、「どういう目的で診察（面接）を受けようと思ったのか」と聞いて、その目的が現実的で合理的なものかどうかを検討していく。

③また、「違う」と答えた場合は、受診（面接）に至った経路を詳しく聞くことが肝要である。その際、「家族や上司に言われて」と答える場合が多いので、「彼らにどう言われたのか」と尋ねる。

④理由を言える場合（「出勤していない」「ぼーっとしている」「出勤するが仕事になっていない」など）は、その理由で周囲の人から受診を指示されたことをどう思うかを尋ねる。受診指示は正しいと言うなら、「それについて二人で話し合っていく気があるか」と確かめ、肯定したら、そこが出発点になる。否定した場合は、その理由を聞く。精神科に来たくないからという返事であれば、そこに焦点を当てて共通の目標を探っていく。たとえば「精神科（カウンセリング）に行け」と言われなくて済むにはどうするかを話し合いのスタート点とする。

⑤ただし、治療契約が成立しない場合（「周囲の言っていることは事実に反している」「事実だがすぐ改めるから受診は必要ない」「どうでもいい」などと言い続けて話し合いにならない場合）は、筆者は「この事態は放ってはおけないような気がする。あなたに診察（面接）が必要かどうか明らかにしたいので、受診を指示した人と一緒に来てくれないか」と打診する。応じたら、その第三者に来てもらった時点で再度話し合う。応じなければ、その理由を聞いていくが、答えられないことが

多いので、「帰って、医者（カウンセラー）がどう言っていたかと聞かれたら、次回一緒に来てくださいと言われた、と伝えるように」と指示する。手紙を書いて渡す場合もある。もちろん内容は本人に見せる。本人と共有できない情報は役立たないどころか有害ですらある。

⑥その結果、第三者と一緒に来た場合は、おおむね本章、第一節の1のようなやりとりになる。

以上、自覚のない場合の対処例を簡単に挙げたが、もちろん実際には無数のやり方がある。だが基本は、やはり本人と波長を合わせながらの共同作業であろう。

第二節　治療意欲がないか、あっても乏しい場合

自覚と治療意欲は関連していることが多く、分けて記述することは難しいが、ここではとりあえず自覚があるのに治療意欲が乏しい場合を考えてみよう。多くの事態が想像されるが、筆者の経験では次のように分かれる場合が多い。

- ●病気の自覚はあるが、治療の必要性を感じていない。
- ●治療の必要性を自覚しているが、治らないとあきらめている。
- ●治療の必要性を自覚しているが、治す気になれない。
- ●治したいが、そのための努力や苦労がいやである。
- ●治療を受けたいが、一方で恐いという気持ちも強い。

これらはさまざまに複合しており、自覚のなさや無知とも重なっているが、それぞれの対応例を少し

挙げてみる。

1　治療の必要性を感じていない

①「なぜ必要性を感じないのですか？」と聞いてみる。患者は、「別に困っていない」「今のままで平気だから」と言うことが多い。

②治療者は「治療しなかった場合や、最悪の事態として予想されること」を伝える。それで治療する気になる患者もいるが、多くの場合、事態は変わらない。しかし、本人がそれでも通院してくる場合には、何らかの目的があるはずである。すなわち、援助を求める気持ちが潜在的に存在していると推定される。うまくいけば、治療を拒否する気持ちと治療を求める気持ちの両方を自覚させることができ、その葛藤を育てていくことができる。

③①、②でない場合は、本人に害がない限り、様子を見ながら本人の気持ちの整理に努める。

2　治療をあきらめている

①治療や病気の歴史を聞く。

②本人があきらめざるを得なかった理由を明らかにしていく。「年月がかかりすぎている」「前の治療者に『治る見込みはない』と言われた」「何をしても一向に改善しない」と言う場合、「治るとはどういうことか」を話し合ったうえで、治療促進要因と治療妨害要因を解明していく作業を開始する。

③あきらめざるを得ない理由が理解できたと思えたら、それを伝え、そう思わざるを得ない気持ちを汲むようにする。治療者は「私は簡単にあきらめませんが、強制はしません」と言ってもいい。

④さらに、「治療は強制しませんが、少しでも生きやすくなるようお手伝いできればいいと思っています」と伝える。患者は生きることそのものに絶望している場合が多いので、それを焦点にして静かに話し合う。

⑤年齢的に「何を今さら」という気持ちが強い場合も、その気持ちを理解するように努める。こちらが理解していると相手が感じていると判断したら、「今後の余生がなるべく安らかで、生きやすくなるように手伝いたい」と言って、相手の反応を見ていく。

⑥いずれにせよ、あきらめの気持ちを尊重しながら、心の整理を進めていく。

「あきらめ」は容易に解消できないことは確かである。この問題はおそらく、精神治療の場だけではなく、人間の根本問題でもあるのだろう。治療者は、「人間にとってあきらめとはどういうことか」という点について、患者から教えを乞うという謙虚な姿勢が必要である。

3 治す気になれない

これは、その理由を聞くことが第一だろう。なかにはすでに述べた絶望やあきらめもあるだろうが、治ることを恐がる心理がひそんでいることも多い。その場合は、次のような流れになる。

①治ったときのよい点だけでなく、不都合だと思われる点にも焦点を当てて聞く。

②患者は「治れば社会に出ていかなければならないし、働くように言われるし、周囲からの圧力も強まる」と言うことがある（実際には、このようにはっきり言語化できないので、治療者が表現化を

助けることになる）。

③治療者は、「よく言えた」と評価したあと、「その気持ちは人間として当然だ」という理解を伝える。

④治療者の理解が相手に伝わったことを確認したら、「私は治療を強制するつもりはない。ただ、今のあなたを見ていると、治るのも辛いが病気のままでいるのも辛いように思えるが、どうだろうか？」と軽く聞いてみる。

⑤もし患者が肯定したら、治療者は賛意を示しながら、「どちらの辛さのほうがましか、一緒に考えていきませんか」と誘う。

⑥患者が承諾したら、しばらくその話し合いを続け、「患者の最も生きやすいあり方」を共同探求していく。

以上のような流れが考えられるが、この「治す気になれない」という問題はかなり複雑で深いものであることを心に留めておいていただきたい。

4　治すための努力・苦労が嫌である

この場合は、「その気持ちは自然だ」という理解を伝えながら、治療に必要な努力・苦労の一端を示し、特にどのような努力・苦労が嫌なのかを探っていく。

5　治療に対する恐れがある

患者は、なんとか治したいとは言うものの、少し話を聞くと、治ることを恐れたり避けたりしていることがすぐにこちらに伝わってくる。ほとんどの場合、患者は治療について、肯定的動機と否定的動機、治療意欲と治療抵抗、前向きの気持ちと停滞・後退の気持ちの両方を持っている。治療とはいわば、この両者を患者に気づかせ、考えさせていく作業なのである。

ただ、彼らはそのことに自分で気づくのが難しく、ましてやそれを言語化し、自主的に考えていくことが困難に見える（もちろん、そういう困難さを最初から自覚している患者もいるが、それは健康度が相当高いクライエントである）。

そこで治療者は、相手を傷つけないように、その否定的動機、治療抵抗、後ろ向きの気持ちを共同で探っていく必要がある。こうした「否定・抵抗」はその患者の長年の歴史の結果でもあるので、尊重しながら、大事に大事に扱っていく必要がある。そして、この否定・抵抗の解明とそれに対する対策こそ、治療の基本になるのである。

6　治療に対する否定的動機と、それへの対応例

以下、主な否定的動機や治療抵抗について列記してみる。

- ●精神科恐怖、精神病恐怖[24]、精神病院恐怖など
- ●治療者への疑惑と不信感
- ●被害的不安（診察・治療によって、かえって悪化したり害を与えられたりするのではないか）
- ●秘密が漏れることの不安
- ●治療者に従属してしまうことの不安
- ●人に頼らざるを得ない屈辱感

●自分の影（嫌な点、見たくない点など）に向き合わなければならない辛さ

これらもまた、相互に関連し合っている可能性がある。個々に対するモデル的対応を挙げるのは難しいが、少し例を挙げてみる。

(1) 精神科恐怖

この背後には、精神疾患に対する誤解と偏見（たとえば、「すべての精神疾患は精神病であり、精神病はふつうの人間からはずれて周囲から人間扱いされなくなり、最後は廃人になってしまう恐ろしい病気である。そして、一度精神病と認定されると一生病院に収容される」）、特に異常意識、脱落意識、疎外恐怖、不治意識が横たわっていることが多い。また、精神科を単に異常か正常かを判別する機関とみなし、精神病院を収容所としか考えていないことも多い。

こうした偏見や恐れが出てきた場合（患者だけでなく、家族が言い出す場合もある。また、患者がこの話題に触れることを恐がっていても、取り上げたほうがいい場合は、治療者から話題にすることもある）、すぐに「そんなことはありません、恐がらなくてもいいですよ」と言う治療者がいるが、そんな小手先の説得は功を奏しないことが多い。これに対しては、その恐怖は大変なことだと思いやり、その恐怖を正確に言語化するように治療者が助ける必要がある。

●患者がある程度、恐怖を言語化できるようになったら、続けて、「精神科は援助機関であること」「心の病にはいろいろあること」「精神病は治らないわけではないこと」「精神疾患は人間の弱点の積み重ねの結果であること」「したがって人間から外れた病気ではなく、人間だからこそなり得る病気であり、精神病は人間であることの証明であること」「精神病院は、休養と心の整理を目的とした、自分自身を取り戻し治療する場所であること」などを伝える。

ただし、こうしたことはすぐに理解され、賛成してもらえるとは限らない（むしろそうならないことのほうが多い）ので、まずは伝えたあとの相手の反応を見ることが大事である。

●そして、相手の理解度に応じて、または相手の関心に波長を合わせて話を進めていくことが肝心である。話し合いが進むに従って、恐怖は和らいでいくだろう（だいたい、恐怖・偏見を正面切って取り上げ、話し合ってくれる治療者に出会えただけで、患者と家族の恐怖は多少減るのである）。

とはいえ、この恐怖・誤解・偏見は大変根が深く、精神科治療の根本問題にもつながるもので、簡単には解決できない。治療者は、すぐに打ち消そうとするのではなく、むしろこの恐怖・偏見にじっくり付き合い、どうなっていくのかを見守る姿勢が大切である。

なお、この精神科恐怖をめぐっての話し合いは、統合失調症治療について論じる際に改めて詳しく取り上げるつもりである。

(2)　治療者への疑惑と不信感

これは、精神科治療やカウンセリングにかかわらず、身体治療でも大いに起こる問題である。このときの治療者の対応は次の通りである。

●すぐに「大丈夫ですよ」と言って安心させてもいいが、そんなことでは解決しない場合が多い。やはり、疑惑と不信の内容を詳しく聞くことが大切である。

●治療者への不信には多くの背景があるが、なかでも今までにかかった医療機関への不信感が強いようである。「ちゃんと話を聞いてくれなかった」「人間扱いされず、物扱いされた」「見下した言い方をされた」「何の説明もなく薬だけ渡された」「薬の副作用を訴えても説明がなかった」「いろいろ聞くと、『そんなに言うならうちではもう診ない、よそへ行け』と言われた」「治してもらいに行ったのによけい傷ついた」といった内容が多い。
●治療者は、相手の不信・不満に理解を示し、その理解が相手に伝わったかどうかを見守る必要がある。
●そのあとで、「私との間でも同じことが起こると心配していませんか?」と聞き、「少しは心配です」と答えたら、「それはもっともなことで、私も忙しさにかまけて不注意になるかもしれません。十分気をつけますが、もし不信感を感じたら遠慮なしに言ってください」と告げておく(口にしにくいのは当然だという理解が相手に伝わるよう努める)。
●このような作業を経て話し合いを進めていくと、治療者不信の背後に、人間不信、自己不信が存在することがわかり、治療は核心に進むことが多い。

(3)　被害的不安

これは、(2)で述べたことと重なるが、治療を受けた結果として何が起こることを最も恐れているのかを言語化する作業を助けていく。

患者は、「かえって悪化するのではないか」「病気扱いされて不利益を被るのではないか」「治療中に何か有害なことをされるのではないか」などと表明することが多い。

その場合は、やはりすぐに否定するのではなく、その不安を尊重しながら話を進めていく。

(4)　プライバシーや秘密漏洩の不安

治療のはじめに治療者の守秘義務について説明するが、それでも安心できない人が多い。その場合は「どうしてそんなに不安なのか」「何が漏れることがいちばん恐いのか」を聞いていく。すると「前の治療者に秘密を漏らされた」とか「家族に伝わるのではないか」といった心配を述べることが多い。

そんなときは、その辛かった体験を思いやり、「たとえ家族であっても守秘義務は貫かれる」と言うと安心することが多い。しかし守秘義務にも限界があり、自傷他害の恐れのあるときはその限りではないと了解してもらう必要がある。

ただし、隠されている内容を性急に知ろうとするのは問題である。また、「言いたくないことは一切言わないでください」といった対応も望ましくない。筆者の経験によれば、患者は「言いたいが、言うのが恐い」「言いたくないが、言わざるを得ない」という葛藤の中にいることが多いからである。

そこで、「いくら治療者が秘密を守ると言っても不安ですよね。でも、言わなければ治療が進展しない。だから、言っても辛いし言わなくても辛い。ただ、どちらの辛さを選ぶかを考える作業は、大いにあなたの力になるし、治療の役に立つのですよ」と伝えて、その葛藤を大事にするように促すのが治療的である。

結局は告白することが多いが、最後まで秘密を守ってもかまわない。要は「言うか言わないか、言うとしたらどれくらい言うか」に関して本人の主体性が育てばいいのである。

(5) 治療者への従属不安

患者が「何もかも先生に知られると、自分は先生に支配され、従属してしまうのではないか」という不安を訴えるときがある。

この場合もやはり、その不安を尊重するとともに、「支配される」とか「従属してしまう」とはどういうことかを患者に聞いて、その言語化を助ける。そのうえで、「なるべく自立性を保ち、支配されることに敏感になりながら話し合いを進めていけばいいでしょう」と伝え、支配される不安を大事にするように勧める。

自分の「支配される不安」が理解され受け入れてもらえたと感じたら、患者のほうから「今まで支配される不安にこだわりすぎて人間関係を避けてきた傾向があった」という反省がなされることが多い。

(6)　頼ることへの屈辱感

治療者に頼ることを屈辱だと考える患者は意外と多い。たとえば、うつ病患者が「治療者に相談すること自体が弱い証拠であり、こんなことで頼らざるを得ないのは恥であり屈辱である」と思い込むことがある。

この場合はやはり、その恥感覚、屈辱感覚、自力解決志向などをまずは理解し、尊重したうえで、「人に相談することがどうして弱いことなのか」と聞いていくことになる。すると彼らの心の中に、人に相談する恐怖や優劣意識が浮かび上がってくることが多い。そのような人はふつう自分の心の探求が苦手なので、最高権力者（最も強い人）の一人として豊臣秀吉を挙げ、彼がいかに他人（妻の寧々《ねね》、竹中半兵衛、黒田官兵衛など）に相談したか、いかに「頼り上手」であったかを話してあげると、興味を示し始める。

いずれにせよ、話し合いがうまく進むと、「本当に強い人とは、①自分に向き合い、②自分自身の現実、特に自分の弱点を直視し、③自分だけで解決が難しいかどうか、人に相談すべきかどうかを冷静に考え、④自力解決が難しい場合は、素直にその現実を認めて人に相談できる人」だという共通認識に落ち着くことが多い。もし、容易にそうならなければ、治療者は上記の話をしつつ、相手の反応を見ながら話し合いを進めていけばいい。要するに、ポイントは相手のプライドや自尊心の尊重なのである。

(7)　自分の影との直面化の回避

自分の影や否定的な面に向き合うのは誰でも辛い。治療者は患者のその辛さを理解するとともに、辛さに向き合いそれを克服することのメリットを伝え、それについてよく話し合うことである。患者の動きに合わせ、影に直面化することを急いではならない。

第三節　現実認識が乏しい場合

1　現実とは何か？

患者やクライエントの現実認識のなさも、治療にあたってしばしば遭遇する厄介な現象であるが、これも自覚の乏しさとかなりの部分重なってくる。ここでいう現実とは、①事実、実際、②客観的現実〔主観的現実（幻想、空想、想像）に比べて〕、③理想に対する現実、④可能態に比べた現実態、を指すことが多い。また、実在、実体、実体、実物、本質、実質ということもできる。

「現実」を正確に定義することは不可能に近いが、おおまかにいえば、事実性、客観性、実体性、妥当性、多くの人に共有されるもの、という特徴があるといえるだろう。

2　現実認識のなさを放置するのはよくない

患者・クライエントの現実認識のなさは驚くほどである。見かけや表面的な話し合いでは気づかなくても、少し話をすると、ごく当たり前の現実認識ができておらず、とんでもない幻想が優先している場合が多い。これを放っておくわけにはいかない。現実認識のないままでは治療が進まず、幻想に基づく行動化が生じ、患者や周囲の人が傷ついてしまう可能性がある。筆者の経験によれば、これに対する手当としては、患者に考えさせていくやり方と、いきなり教育的に現実を教えるというやり方の二つがあり、両方を組み合わせるやり方もある。

3　現実認識の乏しい患者への対応例

(1)　人格障害の場合

境界例や人格障害的傾向の強い人のなかには、親に暴力を振るってもたいしたことはないと考えている人がいる。この場合は、暴力を振るったらどんな結果になるかを想像させる。その想像を治療者が助ける。すると、大変なことだと気づき出す。気づかない場合は、実際に怪我の診断書を見せることもある。また、危険を感じたときは警察に来てもらうのも一つのやり方である。筆者の場合も、クリニック内で暴れた境界例患者に対して、警察官に来ていただいたことがある。クライエントがあとで言うには、「クリニックの中では何をしてもいいと思ったが、そんなことはないとわかった。反省している」とのことだった。彼は以後、そうした行動をしなくなった。

このように、実際に現実を示して、限界・社会的ルールというものの認識を助けることがある。大事なことは、警察官へのお礼と報告である。警察の助けによって患者に現実認識が生まれ、治療のプラスになったという報告は、警察官にとってもうれしいものである。

リストカットの場合も、放置しておくとだんだん深く切りたくなり、しまいには死亡するという現実を考えさせる。拒食症の場合も、痩せることで身体に悪い変化、危険性が生じ、とりわけ極度の痩せは醜い容姿をもたらすという現実を示して話し合うことになる。

(2) 妄想的な場合

空想や妄想が強い人は、簡単にお金が手に入るとか、ちょっとした犯罪で大金持ちになれると本気で思っている場合がある。このときも、彼らの考えから出発して犯罪の恐ろしい結果を粘り強く話し合う。すぐに現実認識が定着することを期待せず、その芽生えだけでも彼らの中に生まれればよしとするぐらいの気持ちでいるのがいい。

(3) アスペルガー障害の場合[25]

発達障害、特にアスペルガー症候群のような人は、女性からのクラブの勧誘を「好意を持たれている」と思い込んだり、好きな女性といきなり手をつないだりしてしまう場合がある。このような患者に対しては、声をかけられるといっても多くのケースがあること、身体接触は必ず相手の同意を得なければならず、同意がなければ痴漢という犯罪行為とみなされる場合があることを教える必要がある。

(4) 不安神経症の場合

比較的軽いとされる神経症グループでも、現実認識に欠けるときがある。たとえば、パニック障害を起こした人が「不安のあまり死ぬかと思いました」と訴えることがある。この場合、治療者は「現実に、死ぬ可能性はどれくらいあると思いますか？」と聞いて現実を考えさせる。また、いきなり「思いと現実は違うよ」と提示するのもいい。神経症群ではふだんは現実認識を有しているが、いざとなるとそれが低下してしまうので、絶えず現実認識の重要性を取り上げておくのがよい。

ただ、この現実認識の獲得・開発も、自覚のそれと同じく一朝一夕にできるものではなく、家を建て直すような大事業と覚悟しておくことが肝要である。

第四節　治療希望が非現実的・非合理的な場合

1　非現実的治療希望に対して

現実認識のなさは、治療目標を決めていくときにも問題になる。患者は治療に「不安やうつを一切なくしてほしい」とか「いつも幸せな気分でいたい」といった幻想を求めやすい。治療目標の設定は治療の出発点なので、そこを間違えるとあとで大変苦労する。したがって、性急に治療目標を設定するよりは、現実的な認識を与えながら、彼ら自身が現実的な治療目標を持てるように話し合いを進めていく（「減らせる不安やうつは減らす努力をするが、減らせない不安やうつはそれを受け止める力を育成するようにする」「幸せになるよう治療者はできる範囲で協力するが、実現するとは限らないので辛いことや不幸なことに立ち迎える力を育てる」など）。

ただ、患者・クライエントは、特に重症者ほど万能感幻想の中で育ってきているので、治療者からのこうした現実的治療目標の提示には抵抗が多く、苦労は避けられない。

2　非合理的治療希望に対して

治療希望が「安楽死させてほしい」とか「親を殺して復讐したい」といった非合理的・反社会的なものであるときには、いきなり「そんなことはできない」と言ってもいいが、まずは「そうしたことでなぜ精神科医（またはカウンセラー）を訪れたのか？」と聞いてみる。安楽死を望む理由や親への感情を尋ねるのは、当然の治療作業である。ただ、こうした問題はすぐに解決するような簡単なものではないので、希死念慮や復讐心がそれほど弱まらないまま面接が終了しやすい。しかし、うやうむやのままにせず、「ここは生きることを助け、他者と協調していけることを助ける場所である」と明示し、「原則として、治療が終わるまでは自傷他害行為をしない」という約束を取りつけて面接を終えるようにする。

もっとも、かなり器が大きく、患者の自傷他害行為をそう恐れない治療者であれば、約束や限界設定をせずに、とりあえず本人の気持ちを聞くことに集中してもいいと思うが、このへんの決断は難しいところである。

第五節　患者・クライエントの話についていきにくい場合

1　早口・多弁のへの対応

患者はしばしば、早口で怒涛のようにしゃべり続ける。患者側としては、やっとの思いで来ているという事情もあるし、ようやく自分のことを話す機会ができたということもあり、それまで溜めていたものが一挙に噴き出るのも無理はない。

人間はふつう、相手が自分の話を聞いているかどうか、理解しているかどうかを考えながら話していくものだが、追い詰められている患者にはそんな余裕がないことが多い。また、「一方的にしゃべること」は、日頃から相手の話を聞かないという相互性の乏しさの表れかもしれないし、あまり核心に触れてほしくないという防衛手段かもしれない。人の話を聞くのはけっこう忍耐のいる作業なので、もともとそうした対話能力・忍耐力が乏しい場合、自然に早口・多弁・支離滅裂な話し方になるのだろう。

早口になる要因は多様だが、対話の拒否、対話の困難を招来することになり、いずれにせよ治療が進まなくなるのは当然である。早口と対話拒否は表裏一体なのである。

早口・多弁への対応は多種多様であるが、おおむね次の三つに大別される。

(1) 自由に話させるやり方

なるべく介入せず、そのままにしておくやり方である。そうすれば治療者は患者の話に集中でき、患者も自由にふるまえる。そして、自分勝手にしゃべり続けることを受け入れてくれる人に出会って、大いなる喜びと安心感を得るかもしれない。他方、早口癖・対話困難を放置することで、相互性が持てなくなる危険性もある（患者によっては、熱心に聞いてくれているという安心感から次第にゆっくりしたしゃべり方になる場合もあるが、いつまでも早口が続く人もいる）。さらには、治療者が話の内容を理解しかねるほどの速度で話された場合は、両者の理解にずれが生じてくる。すなわち、患者は自分の話したことがすべてわかってもらえたという幻想を持つが、治療者にとってはまとまらない話にすぎず、家族や会社に不満があるような感謝しているような、よくわからない話だったという印象しか残らない。その結果、患者が自分の話をわかってもらっていなかったことに気づき、不信と怒りが噴き出すことになる。

(2) 介入するやり方

二つ目は、逆に介入するやり方である。この場合は直接、「もう少しゆっくり話してもらえませんか」と言ってもいいし、「あなたの話をじっくり正確に聞き取りたいので、少しゆっくり目に話していただけるとありがたいのですが」と言ってもいい。また、話を記録しながら聞いているなら、「もう少しゆっくりお話しいただけると記録しやすいんですが」と言うこともある。患者がそれに応じてゆっくり話し始めれば、それだけで自己コントロールの増大につながり、相互性が回復しやすくなる。さらには自分の心が整理されやすくなり、気持ちが落ち着く。しかしこのやり方は、患者の自主性・自由性に制限を加えることで患者との関係が悪くなるというデメリットもあるだろう。

(3) 記録を取る

筆者は原則として記録は取るが、細かく大量には取らず要点だけにしている。要するに、あとでストーリーを思い出せ、核心や治療ポイントの逐語録が再生できる程度のメモのような記録である。そのほうが患者との対話に集中できるからである。

そして、これも重要なことだが、筆者としてはメモしながらのほうが聞きやすく、対話を進めやすい。たぶん、記録が一つの道標になって話の方向と進み具合がわかり、あとで忘れてしまうのではという不安から解放されて余裕が持てるからだと思われる。また、患者が「ちゃんと記録を取ってくれているから安心だ」と語るのも、こうした治療姿勢を続けられる要因だろう。

ここで、記録することのプラスマイナスについて少し触れておく。フロイトは「分析医に対する分析治療上の注意」[26]の中で「記録をすることは、患者によくない印象を与えるし、また材料の有害な取捨選択が行われるので、あまり記録を勧めない」という意味のことを書いている。ただ、そのすぐあとで、「しかし、日付とか、夢の内容とか、あるいは実際的な関連が見失われそうな、独立した実例として利用するのに適しそうな個々の注目すべき出来事などは、この規則（記録禁止）の例外として書き留めても差し支えない」とも記している。

このフロイトの言葉から、筆者は現在、次のように考えている。健康レベル・神経症レベルの患者であれば、記録を取る必要はない（彼らは無茶苦茶な早口ではないし、話にまとまりがある。また、あとで思い出せるし、治療者が忘れたとしても、患者は治療者を思いやることができ、関係がそれほど壊れることはない）。しかし、境界例・精神病レベルであれば、たぶん記録を取るほうが安全だし、治療的だろう（非常な早口、抑制の効かない感情表出、まとまりがなく理解できない話、治療者を思いやる余裕はなく、覚えていないことで怒りをぶつけてくる）。

2　早口・多弁に対する筆者の対応

話を元に戻して、早口・多弁に対しては、筆者は先の三つのやり方のうち⑴と⑵の中間、両方を組み合わせるような態度を取っている。換言すれば、こちらが安心できる程度の早口・多弁であればあまり介入せず、集中を損なわない程度に軽くメモを取っていく。逆に、こちらが不安になるほどの早口・多弁であれば、制止して一言一言ゆっくり聞き、記録にも集中する。ただこの場合、患者から「話を止めるな」という文句が出てくることが多い。その場合は「話を止めてごめんなさい」と謝ったあと、「少しこちらの話を聞いてくれませんか」と言う。

相手がこちらの話を聞く姿勢になったところで、「あなたの貴重な話を聞いて、とてもよかったので、しっかりわかりたいと思う。ただ早口すぎるとわからなくなってしまうことがある」と伝えて相手の反応を見る。こちらの言葉を理解したようであれば、「私は迷っている。あなたの話をしっかり理解して聞こうとすると、あなたの話を止めなければならない。しかし、止めればあなたを不愉快にさせるかもしれない。私はどちらを選んだらいいのでしょう?」と尋ねる。

たいていの患者・クライエントは「勝手にしてくれ」的な対応になることが多いので、「では適当に止めますね」と言って話を再開する。ただ、この点はしっかり記録しておくほうがいい。もちろん、

「必要なら止めてください」という対応もあるが、そのときは患者の協力に感謝して、「じゃあ、そのようにさせていただきます」と応じる。まれに「止めるな」と言う患者もいる。そのときには「こちらがわからなくてもいいんですね？」と念を押してから話を聞くことにする。もちろん、この点もしっかり記録しておく。あとで、治療者にわかってもらえなかった原因が自分の話し方にあったことを自覚してもらうためである。

筆者の経験では、早口の患者は「止めてもらってかえってよかった。自分ではなかなか止められないので」と言うことが多い。相手の状態を慎重に見て、それに合わせることである。早口の患者でも時に間が空くときがある。そんなときは「こちらは聞いているだけでいいんでしょうか？」と確かめるのも有効である。患者はこの言葉で、ふっと我に返るときがある。ほかにも、こちらが要約して「ここはこういうことですか？」と聞きながら対話を進めていく場合もある。

いずれにせよ、対応に決まったものはないので、今述べたことを参考にして、相手に合わせていくのがいちばん自然なのだろう。

第六節　沈黙への対応

1　良性の沈黙の場合：沈黙を味わう

早口とは逆に、沈黙しがち、あるいは全くの沈黙、問いかけても何も話さない患者・クライエントもけっこういる。治療（カウンセリング）の初心者はクライエントの沈黙を嫌がるようだが、沈黙は治療のチャンスでもある。沈黙に出会ったときには、その沈黙を自分の心の中でじっくり検討するのが常道である。

すなわち、「この沈黙の原因は何か」「沈黙の意味や目的は何か」「沈黙の背景にあるものは何か」「沈黙によって何を訴えようとしているのか」を考えつつ、沈黙しているクライエントの気持ちを思いやる。また、そのためには、カウンセラー自身の気持ちを見つめることも必要になる。沈黙を嫌がる治療者は「なぜそれが耐えられないのか」「なぜそれを治療の停滞だと思うのか」をじっくり考えるべきである。

経験から言えば、沈黙を味わうことはとても治療的である。なぜなら、沈黙の中にクライエントの問題も歴史も集約されているからだ。また、沈黙中に生じる治療者側の連想や感情状態の把握も大事である。つまり、「治療者（カウンセラー）として、患者の沈黙にどれくらい緊張するか（かえってリラックスする場合もある）」「その緊張の背景に何があるか」「沈黙を嫌がっているか」「嫌がっているとしたらそれはなぜか」などを把握することに努め、沈黙を出発点としてアクティヴ・イマジネーションを繰り広げることが大事なのである。「沈黙は金なり」とはよく言ったものである。

沈黙に関しては、クライエントの問題がわかるだけではなく、クライエント自身が安らぐという側面もある。つまり、治療作業とは話すだけではなく、ゆっくり静かに時の流れを味わうものでもあるといった感じをクライエントが持てれば、それだけ治療の営みにも幅が出る。

ウィニコット[27]は「私たち（治療者）が待つことができれば、患者（クライエント）は自らのペースで、私たちを客観的に認めることができるようになる」と記しているが、沈黙の中で認識を深めるクライエントもけっこういるようである。さらに、治療者が沈黙を守ってくれていることで、黙っている自分も受け入れられている、尊重されているという実感を持て、安心感が深まる場合もある。

そこで、クライエントの沈黙に対しては特に介入せずに、そばでじっと見守っていることも多い。

2　悪性の沈黙の場合：介入したほうがいいとき

良性の穏やかで生産的な沈黙がある一方で、悪性の破壊的な沈黙があるのも事実である。

つまり、クライエントの沈黙の中に、敵意や不信、あきらめや絶望、恐れや過度の緊張が認められるときである。この場合は、「この面接に何か疑いでもあるのでしょうか？」「あきらめきっておられるのですか？」「治療者に頼ってもしかたがないと思っているのですか？」「恐いのですか？」などと言うといいように思われる。ただし、本人に向かってよりも、独り言のように空間に向かって言うほうがいいときもある。そうすることで、本人の最も伝えたかった不信・絶望・恐怖・怒りについて話し合われ、それらが治療者との間で共有され、治療が進むことがある（治療者、特に臨床心理士の多くは、「本人が黙っているときはこちらも沈黙を守りなさい」という教えを教条的に守りすぎているように思われる。もう少し自由になってもよいのではないだろうか）。

つまり、沈黙には豊かで生産的な沈黙と、悪性で破壊的な沈黙、もしくはその両者を含む沈黙など多種多様なものが存在する。沈黙の研究は、単に治療場面だけでなくコミュニケーション一般や人間性の研究に大いに寄与すると思われるが、筆者としては、沈黙に関する研究がもっと盛んになることを願っている。

3　治療者側の沈黙

たとえ敵意や不信といった妄想的ポジションの沈黙であっても、治療者側に、相手の敵意や不信が沈黙の中でどう展開するかをゆっくり見てみよう、相手の絶望をしばらくじっくり味わおう、相手の怒りに自分がどのくらい添えるか見ていこうという気持ちがあれば、たとえ悪性の沈黙であっても、じっと待っていればいいと思われる。やがてクライエントの沈黙がほどけ、本音が言えるようになると、実は治療者の受容力に感心していたことが明らかになることも多い。

ただし、治療者が過度に緊張・混乱し、無理やり沈黙に耐えながらじっと待っているのは生産的でない。こうした場合は、たいてい不適切な中断に終わるようである。

このように、治療者が沈黙を保つといっても、保ち方にはいろいろある。クライエントは敏感なので、沈黙保持の性質を敏感に感じ取り、安らぎを得る場合もあれば、怒りや絶望を強めることもある。

4　対応は自然に

要するに、「沈黙の場合はこうするのが適切である」とか「沈黙の種類によって対応を使い分けなさい」というマニュアル的発想はあまり役に立たず、治療者はひたすら自分の感覚を頼りにするしかない。ただ、沈黙に限らず、治療者は待ちすぎる人と、待てなさすぎる人に分けられるような気がする。待てる人は介入や解釈のしかたの練習を、また、待てない人は待つ練習をすると同時に、自分のその特性がどんな起源を持っているかを連想するのがいいだろう。

結局、沈黙に関しては、単純に「黙っておきたければ黙っていればいいいし、話したかったら話せばいい。自由自在に臨機応変にやればいいのだ」と言ってもいいのかもしれない。ただしそれは、沈黙に関する正しく深い理解を踏まえてのことである。

第七節　「治療やカウンセリングなど望んでいない」と言う患者・クライエントに対して

「治療やカウンセリングを望んでいない」と言うのは初回診察のときに多いが、中期でもあり得る。まず初回の場合、多様な場面が予想されるが、ここでは医師（精神科医、心療内科医）のもとにやってきた患者と、医師から紹介されてカウンセリングに入る患者とに分けて整理してみたい。

1　初回診察（面接）で「治療を望んでいない」と言う場合の対応

いきなりそう言う人と、話を一応聞いたあとでそう言う人がいる。前者への対応例を挙げてみる。

①「では、自分の意志で診察に来られたのではないのですね？」と確認する。
②確認がとれたら「誰に言われて来たのですか？」と聞く。
③上司とか家族とか他の医師からと答えることが多い。
④その場合、「それは大変ですね」と相手の気持ちを思いやってもいいが、治療者側に患者の気持ちを汲んでいる心が動いているなら、わざわざ言う必要はない。必ずしも大変かどうかはわからないので省いてもいい。
⑤次に「どう言われたんですか？」と聞いていく。
⑥患者が、「最近疲れているようだと言われた」「ミスが多くなっているし怒りっぽくなっている。ストレスが溜っているようだから医者のところへ行けと言われた」と答えたとする。
⑦そこで治療者は、「その上司の発言や指摘をどう思いますか？」とか「事実に合っていますか？」

と聞く。

⑧「一応、当たっているけど」とか「まあ、そんなところもあるようですけど」と答えたら、「では、そういう状態を改善したいですか？　治したいですか？」と聞く。

⑨患者が肯定したら、「では、ご自分一人でその状態の改善ができますか？」あるいは「自分一人か、家族や友人の助けを借りて解決できそうですか？」と聞いてみる。

⑩「難しい」と答えたら、「では、専門家の助けがいるということですね？」とか「それでは専門家の助けを借りてみてはどうですか？」と提案する。

⑪「そうします」と答えたら、それから治療が始まる。

ただし、この通りにいかないことも多い。たとえば、①や②や⑤の質問に答えられない場合もある。そのときは、「もう少し事情を聞いていいですか？」と許可を求め、ここに至った経緯を聞く。本人の話が要領を得ないが放っておけそうもない場合は、「今度、上司や家族と一緒に来院するように」と言っておく。そして、本人に内容を見せたうえで、家族や上司宛の手紙を渡すこともある。

⑦の質問に対して「事実と違う」と言った場合も、家族・上司との来院を勧める。⑨の質問に「できる」と答えたときは、患者なりの見通しを聞き、しばらく様子を見ても大丈夫そうであれば本人に任せる。本当に困ったら、本人か第三者が来院するだろう。

⑩の質問に対して「助けはいらない」と答えたら、精神科に対する否定的動機があるだろうから、それを聞いていく。聞き方は、本章第二節を参照されたい。

いずれにしても、本人の気持ちに波長を合わせながら丁寧に聞いていくと同時に、問い詰めるような聞き方は避けるべきである。そして、深追いは避けたほうが安全だろう。

2 「カウンセリングなど望んでいない」と言う場合の対応

精神科医は多忙ゆえか、未熟なせいか、本人にあまり説明せず、本人の納得がいかないままにカウンセラーや臨床心理士にカウンセリングを依頼するときがある。

この場合、カウンセラーや臨床心理士は冒頭から「カウンセリングなど望んでいない」と言われ、困ってしまうことが多いが、そのときの対応例を挙げてみる。

①まず、「ご自分の意志ではないんですね？」と確認したあと、「先生（精神科医）から言われていらしたんですね？」と聞く。
②肯定したら、「では、先生からどう言われました？」と聞く。
③たいていは、「別に説明は受けず、ただ行けと言われた」と答えることが多い（医師が説明した場合でも、ぞんざいな説明、あるいは相手の状態や能力や波長に合わない説明であれば、患者は理解できず、「説明はなかった」と言うことが多い）。
④そこで、「そもそもどういうことで、精神科や心療内科を受診することになったのですか？」と丁寧に聞いていく（医師は外来で多くの患者に対応しなければならず、時間がないことが多いので、代わりにカウンセラーが事情聴取するのである）。
⑤聞いていく中で、患者は、治療の必要性やカウンセリングの重要性を意識することが多い。
⑥しかし、いくら聞いても事情がはっきりしない場合は、カウンセリングに回された理由を精神科医

にもう一度聞いてくるように伝えるのが無難である。また、紹介してきた精神科医にも、「回してもらったが、カウンセリングの必要性を自覚していないようだ」と告げておくのがよい。
⑦少しはカウンセリングの必要性の自覚はあるものの、受ける意欲がなかったり、抵抗を感じている人も多い。そんな場合は、抵抗の内容を聞くと同時に、そもそもカウンセリングをどういうものだと思っているのか、確かめておくとよい。

いずれにせよ、治療やカウンセリングに対する抵抗の中に、患者・クライエントの核心的問題が現れていることが多いので、その抵抗を尊重し、大事に取り扱うことが必要である。

第八節　無関係な話をする患者・クライエントへの対応

このような患者は案外多い。たいていの場合は、問題の核心に近づくのを恐れ、避けていることの表れと考えられるが、いきなりそう指摘するのは得策ではない。しばらくその無関係な話に付き合いつつ、時々「あなたは将来の問題で来られたということですが、今話していることはそれに関係するのでしょうか？」とか「あなたの時間ですから自由に使っていいのですが、無駄にはなりませんか？」と軽く聞いて、相手の反応を見ることが大事である。これは決して批判しているのではなく、相手がどう考えているかを聞きただすのが目的である。

あるいは、「時間が半分過ぎましたが、このような調子で肝心の問題点に触れずに終わってもいいんですか？」と聞いてもいい。このような患者に限って、面接の終わり頃になると、「私は将来、どうしたらいいんでしょうか？」とか「働くべきでしょうか？」といった肝心の問いをしてくる。あるいは、「実は将来のこと考えるだけでも辛いんです」とか「働くのが恐いんです」といった重大な発言が出てくる。そんなとき、時間延長できる場合はしてもいいが、次のクライエントが控えている場合は、「とても大事な問いが出ましたね。ただ、時間がないのでぜひ次回に話し合いましょう」と約束して面接を終了する。

しかし、たいていの患者は次回も無関係な話をすることが多いので、話し合いのはじめに「前回に約束し合ったことを覚えていますか？」と尋ねるようにするとよい。

第九節　自分自身の意見が言えない場合

患者の多くは自分の意見を言いにくいと感じている。健常者と言われる人でも、自分の意見を明確に述べられる人は健康度がかなり高いといえる。自分の意見を言えばそれだけ自分に責任を持つことになり、負担が重いのである。

患者の多くは、特に重症患者であればあるほど、主語がなく述語優位[28]になっている。しかし、主語のなさ、述語優位をそのまま通すと治療にはならず、自分や主体性がないことになって、この世で生きていくのが困難になる。といって、すぐに主語を確立するのは難しいし、性急に主語や目的語を明確にしようとすれば、患者はかえって混乱する。

まずは、述語優位の話し方、つまり、主語を明確にせずに話すのを許してあげる。そして「父はこう言った」「母はこう思っている」という言い方も許容する。

すると患者は徐々に安心し、落ち着いてくるので、治療者もそれに合わせて、「それは誰が言ったの？」「そうしたのは誰？」と聞けるようになる。さらに折りを見て、「自分の意見言えるかな？」「自分ではどんな感じがするのかな？」と聞いてみる。要するに治療者は、「あなたはどう思いますか？」という質問が健康度の相当高い人でなければ答えられない質問であることを、理解しておく必要がある。

第一〇節　質問ばかりする人への対策

1　患者・家族が質問するのは当然

患者の多くは、治療者に種々の質問を投げかけてくる。患者なら当然のことである。質問は、心の病に陥っている、あるいは陥りかけている人なら誰でも知りたがっていることがほとんどで、彼らは一刻も早く答えがほしいのである。質問についてあえてここで取り上げるのは、一つには、筆者も含め多くの治療者がこの種の質問に適切に答えられない現状があること、もう一つは、質問ばかりで肝心の治療作業に入らない患者にどう対処するかについて述べたいからである。

2　基本的五大質問

それでは、患者・クライエント、家族はどんなことを聞きたがっているのだろうか？　列挙すると次のようになる。

①自分の状態は病気なのか性格なのか？
②病気だとしたら、どんな病名なのか？
③病気の原因は何なのか？
④治るのか？
⑤治るとしたらいつ頃治るのか？
⑥どうしたら治るのか？
⑦将来はどうなっていくのか？　見通しはどうなのか？
⑧（いろいろな事態に対して）どうしたらいいのか？
⑨薬の副作用は？　依存性は？
⑩家族としては、厳しく接すべきか？　受け入れるようにしていくべきか？

こうした問いは無限といってよいほど多様だが、五つに大別すると、病気、病名、原因、治療（対策）、予後（見通し）となり、筆者はこれを、拙著(2)の中で、患者・家族の「基本的五大質問」と呼んだ。

3　五大基本質問に答えることの難しさ

これらは患者・家族にしてみたらごく当然の質問だが、考えてみると、答えるのがかなり難しい根源的問いのようにも思える。しかし、治療者はこれらの問いから逃げるわけにはいかない。きっちりと受け止め、患者の治療に役立つように返すことこそ治療者の役目だからである。

答えるのが難しい理由は、病気とはいったい何なのか、治癒とはいったいどういう状態なのかに関する正確な定義が難しく、これらをめぐって今なお学者間で議論が交わされているからである。近年、人格障害という用語が頻繁に使われ出しているが、それも定義の困難さの一つの反映ではないかと思われる。

また、心の病の原因についても、身体的実体がないために網羅できていないことが多く、意見の分かれることが多い。ましてや治療法や対処方法もこれといった決め手が定まっているわけではなく、さまざまなものが入り乱れている状態である。

さらに難しいのは、真実を踏まえながら、治療上役に立つように質問に答えなければならない点である。たとえば「病名は何ですか？」と聞かれて、精神科医が「統合失調症です」と答えたとする。ところが、患者がそれを不治の病だと誤解して自殺したり、あるいは治療意欲をなくして症状が悪化するとしたら、その診断は精神医学的見地からは正しくても、とうてい適切な答えとはいえない。この例は極端だとしても、患者・家族への役立つ答え方は大変微妙で難しい。というのは、患者・家族は病名を正しく利用できるまで回復していず、理解が進んでいないことが多いからだ。なお、「病名の利用困難」な例は統合失調症だけでなく、うつ病・神経症・人格障害などの種々の病態でもよく出会う。

こうした基本的な質問以外に、患者・家族はさまざまな質問をしてくるが、これらの答えもケースバイケースで、どうするのが最適かを指摘するのは難しい（「薬はいつまでのまなければならないのか？」「入院する必要があるのか？」「結婚や就職ができるのか？」「結婚や就職の際、病気のことを言うべきか？」「今の医者では治らないので、他の医師に行くべきか？」「妊娠中、薬はどうしたらいいか？」「本人が病院に行こうとしないが、どうしたらいいか？」「家で暴れているが、どうしたらいいか？」「叱るべきか優しくすべきか？」「学校や会社に行かないが、行くように勧めるべきか？」など）。

しかし、患者・家族は、藁をもすがりたい気持ち、少しでも事態を改善したい気持ちでこれらの問いを発している。したがって、個々の質問を正しく受け止め、一緒にこの問題を考え、できる限り患者・家族の役に立つように対応していくことが求められる。

もちろん、問いを正しく受け止めるとは機械的に単純に答えることではない。簡単な返答が適切な場合もあるが、筆者の経験では、質問をめぐって患者と共に考え、もっと言えば、患者に考えさせるほうが治療的であったように思う。たとえ治療者の力を借りたとしても、自分自身で答えを見つけることで患者の自己理解が深まるからである。これは一種、仏陀の応機説法やソクラテスの産婆術[29]に似るのかもしれない。

基本的五大質問への対応については、すでに拙著『境界例の治療ポイント』[1]で詳述したので、そちらを参照していただきたい。

4　何度も同じ質問をする場合

治療上いささか厄介なのは、患者が以上のような質問を繰り返す場合である。しかし、何度も言うが、この厄介さのなかに本人の問題点と治療の手がかりが隠れているのである。その場合のいくつかの対応例を示す。

①何度も「治りますか?」と聞いてくる患者には、「なぜ何度も同じことを聞くの?」「私が『治ります』と言えば、あなたは安心できるの?」「絶対の安心感や保証がほしいのですね。そんなことは可能かな?」などと返す場合がある。同じ系統の返し方としては、「治るかどうかはっきりしない

と安心できないんですね？」「もし私が『治らない』と言ったら、あなたはどうするの？」「私にばかり聞かずに、少しは自分でも考えてみたら？」なども考えられる。

②また、きわめてしつこい患者には、答えない場合もある。患者が「なぜ答えてくれないんですか？」と聞いてきたら、「私が黙っている理由を考えてみたら？」と返し、そのしつこさ、強迫性について考えさせる。いずれにせよ、絶対の保証がない状況で治癒を目指すことの大事さを、患者にわかってもらうことが大切である。

③相手に聞き返し、考えさせる場合もある。この患者は力があるなと思ったら、治癒質問に対して「あなたは、どう思いますか？」「治る可能性と治らない可能性とどれくらいだと思いますか？」と聞いていく。こちらが何も言わないでも、患者が重大なことに気づき、それを口にする場合がある。

5　治療は繰り返しの連続

質問に対する応答に限らず、治療は繰り返しの連続である。キルケゴールが「人生における反復[30]」の重要性を説き、ニーチェが「永劫回帰[31]」の叫びを上げたように、「繰り返しの意義」を認められない者は、人生においても治療においても貧しい営みしかできないだろう。

われわれ治療者は、患者・クライエントが繰り返す質問や言説にはそのつど微妙に違った意味あいがあることを深く感じ、それを味わい、治療的に生かしていくべきだと思われる。

第一一節　希死念慮や自殺企図について

自殺の問題はあまりに複雑で、奥が深く、また幅広い問題を含んでいるので、とうていこの項だけで論じ尽くせるものではない。ただ、この問題は治療者にひどいショックを与える最重要課題の一つであり、希死念慮が表面化しただけで慌てる治療者も多い。そこで自殺に関する議論は避けられないが、ここではぜひ強調しておきたいことを、やや自由連想風に述べることにしたい。より詳しいことは、近刊で記すことにする。

1　自殺の問題は避けられない

①治療者、特に経験の浅い治療者は、患者（クライエント）が「生きる」ために治療（カウンセリング）に来ると思っているが、実は密かに死に場所を求めて、すなわち「死ぬ」ためにやってくるクライエントもいることを忘れてはならない。リルケが「マルテの手記[32]」で「人々は生きるためにこの街（パリ）にやってくるようだ。しかし、僕には、死ぬためにやってくるように思える」と記したように、心理療法に「いかに死ぬか」を求める人もいるのである。

②自殺願望は治療初期から明らかなことも、中期くらいから表面化することもある。治療が進み、自分への自覚が出てくると、あまりにも辛くなったり、自己否定的になるときがある。治療の進行に伴い、「病が深くなる」こともあるのである。

③時に、治療がうまくいき始めているのに、希死念慮、自殺願望が出てきたり、実際に自殺企図が行われたりする。初心者は不思議がるが、治療によって「生きる希望」が出てくると、その分、課題

が「希望通りいかない可能性」を感じ始めることにもなり、辛さ・苦しさが強化され、自殺に走ることがあるのである。また、よくなることで行動力が増し、自殺の遂行力も高まる。だから、よくなることは、自殺の能力を増やすことにつながる場合もあるのである。まれではあるが、治療が成功裡に終わったにもかかわらず、その後、数日で自殺する場合さえある。あたかも、心理療法を終えていよいよ死ぬ決心がついたといわんばかりである（それで筆者は原則として終結という言葉は使わず、「とりあえず、このへんでお別れしておきましょうか。もし何かあったらいつでもおいでください」と言うようにしている）。

④このことは、仏陀が昔から説いている四諦の教え、「苦しみの背後には、欲望・願望がある」と関連する。願望は、前向きの期待と同時に、期待通りにいかない辛さ・不安・絶望をもたらす。辛さが強くなると、死に関する考えが頭をかすめる。そして、辛さに圧倒され、死に至ることもあるのである。

繰り返しになるが、「よくなる」ことは自殺の能力が高まることに通じる。奇妙なようだが、これは経験を積めばわかってくることであり、経験の浅い治療者でも、よきセンスの持ち主ならすぐにわかることだろう。一方、年を食ってもなかなか理解できない治療者もいる。

⑤筆者のクリニックでは、初診患者のほとんどに健康調査を行うが、これまで来た患者九〇〇〇人の半分が、「死にたいと思うときがよくありますか？」という問いに「はい」と答えている。いかに患者・クライエントの背後に希死念慮が潜んでいるかがわかるであろう。

2　自殺の原因は複雑（自殺促進因子、動機、準備条件）

①自殺者は年間約三万数千人で、交通事故死の約四倍である。また、自殺未遂者は自殺者の一〇倍にのぼると言われている。さらに、自殺行動（既遂にしろ未遂にしろ）によって心の傷を負う人（本人や関係者）は、年間一〇〇万人を超えるとのことである。

これほど多い自殺の原因は何か？　実はそう単純ではないのである。よくマスコミなどで「リストラやいじめや闘病生活や失恋を苦にして自殺した」という報道がなされ、それらが自殺の原因だと単純に理解しがちだが、それほど簡単なものではない。リストラやいじめにあっても自殺しない人はいくらもいるのである。

②まず、人はもともと「生きたい気持ち」と「死にたい気持ち」の両方を持っているという単純な事実を理解しておくことが大事である。先に仏陀の四諦説の一部を紹介したが、「人間は誰でも生存を欲し、できればよりよく生きたい」と願っている。しかし、現実にそういくとは限らない。「よりよく生きたい」あるいは「つつましやかにひっそりと生きたい」と願っても、思っても見ない苦難に出会うこともある。ジャン・クリストフは「生きることは苦しむことだ」と言ったが、まさにその通りで、人生とは辛さの連続なのである。

人間（に限らず生物一般）は、辛さを感じるとすぐ排除したがる。これはＤＮＡレベルに組み込まれた根源的傾向である。そして、その辛さを排除できず、辛さに圧倒されると、「辛さを持っている自分自身を排除したい、消したい」と考え、希死念慮、自殺願望が出てくるのである。

なにもギリシャ神話の死の神タナトスや、フロイトの「死の本能[33]」を持ち出さなくても、人間はもともと死にたがる傾向を持っているのであり、これが自殺の根本原因の一つである。
③死にたい気持ちを具体的に表すと、「追い詰められた」「追い込まれた」「このまま消えてなくなりたい」「全部壊してしまいたい」「別に生きなくてもいいや」「自己嫌悪と罪悪感に押しつぶされそうになる」「苦しみから解放されたい」「自分で蒔いたものを刈り取る」「生き恥をさらしたくない」「一時的に休息がほしい」「人生を真っ白な状態に戻したい」「過去も未来もない八方塞がり」（雑誌『宝島』[34]からの引用）などとなるが、自殺の根本は「苦しさに支配されるが、苦しさから逃れる道が見えてこないため、苦しさを持っている自分自身を消そうとする試み」だといえるだろう。
④**自殺促進因子**……それでは、根本に流れる「死にたい気持ち」をさらに強めるものは何か？　平山[35]は、自殺促進因子を「病的体験因子（罪責妄想、「死ね」という幻聴など）」「衝動因子（内的衝動を浄化するための手段として行われる。苦しい衝動を楽にするという意味）」「感情障害因子（抑うつ気分、不安、焦燥感が強度になる状態）」「労働因子（職業に関する絶望、職場での孤立）」「社会家族因子（社会や家族との亀裂、孤立、疎外）」「薬物因子（薬物依存やアルコール依存）」「実存因子（悲劇的な生命を断つことで自己を救済しようとする態度）」の七つに分け、その因子の増強が人を自殺に導くとしている。このほかにも、病苦（慢性的身体病、予後不良の病気）、経済的苦しさ、過労、罪悪感、内に向かう攻撃性、苦しさをアピールしたい気持ち、社会的抗議などが思い浮かぶ。読者には、自殺の原因の複雑さを、まずわかっていただきたい。
⑤**自殺の動機**……自殺の動機としては、中年男性では仕事上の問題、女性では家庭の問題、青年では異性問題、前途不安、受験や就職の失敗、子どもでは家庭や学校でのトラブル、そして老年期では、仕事の悩みと身体疾患などが挙げられる。

⑥**自殺の準備条件**……ところで、動機だけでは自殺に直結するとは限らず、自殺傾向形成を強化する準備条件もあると考えられる。この傾向形成にあずかる三条件としては、社会・環境的要因（変動、激変、宗教など）、精神疾患の要因（うつ病、統合失調症、境界例など）、心理学的要因（性格の偏り、人間関係の歪みなど）が考えられる。

3 自殺可能性とその標識

可能性標識例とは、キールホルツ[36]の挙げたうつ病における自殺の可能性の標識だが、うつ病に限らず、どの場合でも同じだろう。彼の挙げたものを一覧してみる。

Ⅰ 自殺を示唆するもの……①家族、近親者の自殺行為、②自殺企図の既往、③自殺実行の具体的行動を考える、④自殺、墜落、大災害の夢を見る、⑤将来の計画の喪失

Ⅱ 病気の特徴……①うつ病相の初期あるいは回復期における混合状態、②不安焦燥状態、感情的狭窄、攻撃性の抑制、③重篤な罪責感、自己不全感、④生物学的危機（思春期、妊娠、産褥期、更年期）、⑤長い不眠、⑥不治の疾病、またはそれにかかっているという妄想、⑦アルコール依存症、薬物依存

Ⅲ 環境との関係……①小児期の混乱した家庭環境、崩壊した家庭、②対人接触の喪失・欠如、③仕事の喪失、責務の欠如、財政上の心配、④宗教的拘束の欠如

これらの因子が多ければ多いほど、自殺の可能性は高くなるといえる。

4　自殺の種類

自殺の原因が複雑であると同時に、自殺の種類もいろいろである。逃避的自殺、罪責自殺、他者を助けるための自殺（保険金自殺）、アピール型自殺、衝動的自殺、熟考型自殺、心中、抗議自殺、後追い自殺、集団自殺、哲学的自殺など多くの種類がある。

したがって、原因と同じく、自殺を一律にとらえてはいけない。

5　自殺の前兆

(1)　自殺は強制された死

自殺問題に取り組むには、自殺のサインをどう見抜くかが重要になってくる（これは心理治療で必須の課題である）。

自殺のサインが出るということは、自殺者の大半がぎりぎりまで「死にたい気持ち」と「できれば生きたい気持ち」の両方を抱いていることを示している。喜んで死ぬ人はまずいないし、自殺は、高橋[37]が言うように「強制された死」である。特に、精神科やカウンセリングオフィスを訪れる患者・クライエントの場合、筆者の経験では一〇〇%が迷っていた人であった。だから、自殺予防の鍵はそのサインや前兆をいかに見抜き、いかに適切に対応するかにかかっている。自殺のサインは救助願望のサインでもあることを忘れてはならない。

ただ、前兆にもさまざまあり、感知が難しい場合もある。また、必ず前兆があると思い込むのは危険なこともあるが、それを知っておくことは大事なことなので、以下にその例を挙げてみる。

(2) 自殺の前兆・サイン

(a) 死にたい発言、自殺をほのめかす行動

「死にたい」「自殺するしかない」と直接口に出して言うのは明らかに自殺のサインである。巷では、いまだに「本当に死にたい人は死にたいとは言わないものだ」という誤った考えが流布しているようだが、経験によれば「死にたい」と言う人のほうが、言わない人に比べて自殺の可能性は高い。しかし、「死にたい」という言葉は「生きたい」という救助願望の信号でもあるので、それを取り上げて話し合う必要がある。また、自殺の計画を言ったり、遺書を用意したり、自殺をほのめかすような言動を示したりする場合も要注意である。

(b) 死にたい発言が減った場合

注意しなければならないのは、そんなによくもなっていないのに、それまで訴えていた「死にたい」発言が減るときである。こんな場合は、「死にたい」発言が出ているとき以上に危険性が高いことを知っておく必要がある。これは、自分の発した救助信号を正しく受け止めてくれなかったという患者の反応であって、手をこまねいていると自殺を実行されかねない。

(c) 絶望感の強い発言

これは、「将来には何の見通しも喜びもない」「生きていても苦しいだけで、生きる意味は何もない」「将来は暗い人生しかなく、家族に苦しみを与えるだけだ」「もうどうにもならない」「どんなことをしても取り返しがつかない」といった、前途をふさがれた発言である。

(d) 苦しさがあまりに強い発言・行動

「死ぬほど苦しい」「言いようもないほど辛い」といった発言を伴い、実際に苦しさのあまりじっとし

ていられず、イライラしているときも危ない。ここに睡眠障害が加わると、さらに苦しさが増す。そして、苦しさを持っている自分自身を消そうとするのである。

(e)　**自分を責める発言**

「自分のせいで会社に迷惑をかけた」「自分の責任で家族を苦しめた」「自分は死ぬしかないほど罪深い人間だ」「自分は汚れ切っている」など、いたずらに自分を責める発言である。このような人は「死んでお詫びするしかない」と考え、自殺行動に走りやすい。

(f)　**急に静かになる**

(b)の項でも述べたが、自殺を決意するとかえって周りに訴えなくなる。したがって、訴えが急に減ったり、引きこもったり、周囲に無関心になったり、やや超然とした感じになると危ない（そこで、「本当に死にたい人は死にたいと言わないものだ」という誤解が生じるのかもしれない）。この種の人はふつうプライドが高く、重い責任を感じていることが多い。

(g)　**不自然な感謝、身辺の整理**

同じことだが、自殺を決意した人は、状況（つまり、よくなっていないという状況）に合わない感謝、たとえば「今まで本当にお世話になりました」「今までのことを感謝しています」という言葉を発する。また身の回りのものや手紙・写真を整理したり、思い出の品を人にあげたりするのも、この世への別れの表現と考えられる。

(h)　**サポート態勢のなさ（孤立無援）**

家族の誰かが亡くなったり、家族・知人との関係が悪化したりなど、苦しさを話せる人やわかってくれる人が周囲にいない場合も危険性が高い。希死念慮を感じたら、家族をはじめ周囲との人間関係を詳しく聞く必要がある。

(i) その他

その他、**自殺未遂的行動**（「薬をたくさん飲もうとしたが、途中で止めた」といった発言）、薬をため込んでおく行動（治療者は、患者が薬をためてないかどうか絶えず注意しておく必要がある）、高いビルに昇る行動、**不自然な交通事故**（自殺を目指すような）、**事故傾性の高まり**（事故を起こしやすい傾向の上昇ということだが、考えてみれば、事故の多くは注意をすれば防げるわけで、事故傾性の高さは隠された自殺願望の表れといえるかもしれない）なども自殺の前兆・サインである。

さらに、「自分が何をしていたかよくわからない」といった、記憶があいまいになる（**健忘**）体験を訴えたときも危険である。あまりに絶望すると、ぼーっとしてしまうといった意識水準低下や解離現象が起こり、自殺願望を実行に移しやすい。

「もう疲れてしまった」「早く楽になりたい」という表現も危ない。**過労**自殺という言葉もあるほどで、疲れきってしまうと冷静に考えることができなくなり、早まった行動をとりやすい。川人[38]によれば、月一〇〇時間以上の残業をしている公務員が二九%おり、年間一〇〇人前後の国家公務員が自殺しているとのことである。最近は過労死も自殺も含めるようになってきているが、過労自殺者数は年間に少なくとも一〇〇〇人以上いると、川人は述べている）。

また、深刻な**対象喪失**をした人で、「早く母さんに会いたい」「恋しい人のもとに行きたい」という発言をする人もいるが、これも要注意である。キールホルツも述べているが、うつ病者（それ以外でも）の家族や大事な関係者が自殺すると、本人も自殺しやすいといわれている。**連鎖自殺**と呼ばれるが、これは単なる対象喪失の悲しみだけでなく、模倣や歪んだ同一化、流行に巻き込まれるといった心理的傾向も原因のようである。

なお、怒りや攻撃衝動が強く、コントロールできずに攻撃的・衝動的行動に出たり、**感情が不安定**になって突然興奮したり、泣き出したりする場合も危ない。アルコールや薬物を乱用してコントロールできない場合も注意が必要だ。

不眠に代表される**心身の苦しみ**に苛まれている場合にも、早く楽になりたいということで、自殺が決行されやすくなる。さらに、絶望感にやや似ているが、すべてに**投げやり**になったり、あらゆることに興味を失うようになった状態も要注意である。

以上は、日常行動での自殺のサインだが、石川[39]は、**絵画表現**の中に自殺のサインを示す人の例を挙げている。彼によれば、それには、具体的に自殺や死の場面を描くものと、象徴的な表現との二つがあるという。

6　自殺の可能性のある患者への対処

自殺の可能性はあらゆる患者にあるが、ここでは可能性の高い者への対処を述べる。もとより決まった対処法があるわけではなく、以下は筆者の経験から得られたごく一部である。

(1)　苦しさやうつ状態の程度の見極め

まず、苦やうつがどこまで深刻か見極めると同時に、先に挙げた自殺の可能性や自殺のサインがどこまで出ているかをよく見ておくことが重要になる。

深刻なうつ状態の人や自殺の可能性の高い人は、ふつうに考えると希死念慮を述べるように思われるが、実際にはそれを口にする人としない人があることに注意しておかなければならない（これは、不信感・絶望・あきらめなどを考えれば当然かもしれない）。

(2) 希死念慮を明確にさせる

希死念慮を述べる人の場合は話し合えばよいが、それを口にしない人はより深刻な事態であることが多い。この場合は少し踏み込んで、「こんなに辛かったら、この世から消えたいと思ったことはないですか？」とか「死んだら楽になるのにと、ふと考えることはありませんか？」と聞くことが多い。自分の意志で外来を訪れている人で希死念慮を持っている人は、たいていの場合、肯定する。

(3) 希死念慮の辛さへの思いやり

もし肯定したら、希死念慮を口にした人と同じように、まずは、自殺まで考えざるを得ない大変さ、苦しさ、辛さを思いやるようにする。辛さがかなりこちらに伝わったら、「自殺を考えざるを得ないところまで追い込まれて、本当に大変ですね」とか「辛いですね」と同情してもいいが、治療者が心底思いやっていれば、あえて言葉にする必要はないかもしれない。むしろ、心がこもっていない状態で「大変ですね」などと言えば、かえって不信感を招きかねない。

(4) 希死念慮の程度、その歴史・背景、自殺実行の可能性などを聞く

希死念慮が明確になると、自然とその背後にある物語を聞きたくなるが、患者の中には、これらを語ることが相当大変な人もいるので、十分に配慮しながら聞くべきである。ただし、当然だが一回で聞き切れるものではない。

聞くポイントは、希死念慮が急に浮かんで来たのか、徐々なのか、いつ頃からなのか、原因として思いつくことがあるか、思いつくとすればどんなことが浮かんでくるか、希死念慮を抱き始めてからあとの気持ちはどうか、などである。断片的に聞かずに、一つの物語として聞くことが大事である。

続いて、核心に触れていく。すなわち、希死念慮だけにとどまっているのか、自殺の計画を立てたことがあるか、計画を立てて実行しようと考えたことがあるか、実際に未遂歴はあるか、現在でも実行しようと思っているか、などを聞いていく。聞きにくいことは確かだが、治療者が患者の辛さ・苦しさ・語りにくさへの思いやりを持ち、同時にそれを聞くことが治療にとって非常に重要であるという確信があれば、たいていの人は話してくれる。

(5)　希死念慮をめぐっての話し合い（心身疲労の場合）

疲れきっていることが最大の症状であれば、「今、心身疲労と脳疲労の頂点にあること」を本人と共有できるかどうかが治療ポイントになる。患者が治療者の援助によって自殺に至る物語を構成でき、また、治療者との信頼関係が少しでも芽生えていれば、比較的素直に「疲れている」ことを認める。認めたら、「薬物、休業などの処置をとって休養することで頭を冷静にし、もう一度希死念慮について話し合おう」と提案するが、これもほぼ受け入れてもらえる。そして、次回までに自殺を含む自傷行為をしないとの約束をとりつける。「治療が終わるまで自殺しない」と約束することもある。

うつ病者（に限らないが）は比較的義理がたいので、約束は守ってくれる。この約束が破られたことは、境界例を除き、筆者はあまり経験していない。

その結果、うまくいけば、薬や休養によって冷静さを取り戻し、「自分がいかに悪いほうに悪いほうに考えていたか」を自覚するようになり、自殺の危機は一応回避される。希死念慮に至る物語を語ることは重要で、物語の持つ治癒力は大変大きいと筆者は経験上、実感している。

(6)　希死念慮をめぐっての話し合い（追い詰められた状況の場合）

これは、疲労の自覚が得られても、本人の状況がかなり深刻な場合である。たとえば、①「会社の重責を担い、質・量ともに大きな負担のかかる仕事を持っており、本人が休むのをためらっている」、②「会社で疲労しているのに家族の中で孤立しており、家庭が休息の場になっていない」などの状況が考えられる。

こうした場合は、心身や脳の休養をとっただけではあまり解決にはならない（もともと、こういう深刻な事態にいる人は、休養すら難しい）。そこで、追い詰められている状態が少しでも楽になるように、本人と相談したり、会社・関係者に働きかけるなどの工夫をしていく必要がある。しかし、事態が簡単に解決しない場合は長時間の治療が必要で、こんなときこそ、「治療が終わるまで自殺はしないように」「死にたい気持ちになったら必ず治療者に言うように」との約束が大事になる。「こんなに辛いのなら、もう楽にさせてくれ」と訴える人もいるが、その場合は治った例を示して、「あのとき死ななくてよかった」と思い返す人が大部分だと強調する。また、追い詰められるとどうしても一挙に解決（すなわち自殺）したくなるものだと説明する。

②の場合は、家族からも事情を聞き、本人の心の準備を整えたうえで、本人・家族合同面談をする。このときは主に、双方の言い分を聞いてお互いの交流を図り、埋められるずれは埋めるように働きかける（埋められないものは、ここにずれがあると双方が理解するだけでも十分である）。治療者は別にどちらの側につくわけでもなく、お互いの流通を改善しようとするだけである。家族は、医師から呼ばれるだけで身構えてしまう傾向があるので、家族の苦労、家族の気持ちへの理解がまず大事になる。

このように、サポート態勢を強化して、本人を楽な状態に置くことに努める。それでも心身の疲れが続くようだったり、希死念慮が強いようであれば入院を考える。

(7) うつ病傾向が根深い場合

三つ目は、本人の自己否定、うつ病をきたす性格傾向、うつ病的思考傾向などがかなり根強く染みついている場合である。こういう人はぎりぎりのところで生きてきて、ちょっとしたきっかけでうつ状態になり、それまで隠れていた問題点が一挙に噴出する。

もちろんこの場合も問題点を話し合うことになるが、「自己否定から自己変革・自己肯定へ」の切り替えや、うつ病に特有の「悪いほうに悪いほうに考える癖」「全か無かの思考パターン」「部分の全体化（些細なことをすべて悪く拡大解釈する）」「極端な義務意識」「強度の罪責感（何でも自分が悪いと考えてしまう）」の修正は、かなり難しい。なぜなら、それらのパターンが彼らの生活に深く染み込んでいて、容易には変えられないからである。そこで、そうした思考パターンや性格傾向を生かすという方針を採用する場合もあるが、非常に長い作業になっていく。

特に難しいのは、自己否定がかなり根強い場合である。彼らは、何かの対象喪失をきっかけに、うつ状態に陥り、「自殺以外は考えられない」と考えるに至ることが多いようである。また、幼い頃から失意体験が多く、「人生や人間には何も希望しない。かなえられることはなかったから、希望しても傷つくだけだ」という考えが、どっしりと根を張っている。

(8)　死の意味についての話し合い

筆者は、以上のような個々の患者の癖を修正するというより、癖の意味・起源をもっと理解しようと努めている。そのほうが、自殺禁止をやみくもに振りかざすよりは信頼関係が得られ、自殺防止につながると思える。自殺は、たとえ禁止したところで、実行しようとすればできる。これは入院中でも同じで、自殺の危険性は少しは減るものの、一〇〇％大丈夫というわけにはいかない（この点は特に家族に説明しておく必要がある）。

したがって、本人にとっての死の意味を話し合うことが重要になる。話し合うと、実は単なる自己否定ではなく、その底にある実態が判明してくる（「自己否定は他者否定や他者への攻撃性であり、それを他者に向けるのが恐いので自分に向けていた」「本音は自殺願望より休息願望だった」「自殺願望の背後に満たされないという甘えがあった」「自殺だけが残された唯一の自己実現の手段だと思っていた」など）。そして、治療者と死について話し合うことが重要な生の営みとなり、自己否定が和らぐのである。

もちろん、こうした難事例では治療中に自殺の危険が高まる場合も多いので、常に入院のことを頭に置いておく（死ねば死について話し合えなくなることを、本人に伝えておく）。

(9) 話し合いが通じにくい場合（自殺企図があった患者の例）

今までの例は話し合いが可能な場合だが、患者によっては全く話し合いができないときがある。特に自分の意志でなく連れてこられた患者に多いが、押し黙ったまま、一言も言葉を発しないことがある。もちろん、自殺についても何も言わず、家族からの情報で自殺企図があったことがわかる。

こんな患者に対してはまず、「ご自分の意志で来られたのでしょうか？」とか「大変辛そうですが、お話しできますか？」と相手の気持ちを思いやる。質問も、「夜、眠れますか？」とか「毎日、苦しくないですか？」など、なるべく答えやすいように配慮する。これで少しは話してくれる人もいるが、もちろん押し黙ったままのことも多い。

そこで家族から事情を聞くことになるが、その過程で患者の相当辛い事情が判明してくる。患者に、「ご家族のおっしゃっている通りですか？」「この点は、ご家族の言う通りで間違いないですか？」などと、負担のかからないようにさらっと、しかし思いやりを込めて聞くと、うなずいてくれ、それをきっかけに話し出してくれることもある。

しかし、それでも本人から事情を聞けない場合は、治療者は一歩踏み込んで、「こんな事情になっているとすれば、本当に辛いですね」とか「これだけ大変だと口をきく気にもなりませんよね」とか「もう何もかもあきらめきっておられるのでしょうか？」とか「ここに連れてこられたこと自体がご不満でしょうか？」と聞く場合もある。これらの質問が患者の心の琴線に触れたときは、うなずいてくれて、そこから話し合いが始まることもある。

これでもまだ駄目な場合は、家族の話から当人のうつ状態の程度がひどく、自殺の可能性が高いと判明したら、患者に対して、「今は話せる状態ではないかもしれませんが、医師としてこの事態は放っておけません」と伝え、次に、家族（患者に対してでもあるが）に向かって治療法と見通しを簡単に説明したあとで、「自殺の危険性が高そうです。目を離さないでいられますか？　通院・服薬をさせられますか？」と聞く。家族がとても無理だと言った場合は、入院を勧める。

ただ面白いことに、この時点ではじめて、患者が「入院は嫌です」と口を開くことがある。そこで「確かに、入院は嫌かもしれませんね」と患者の気持ちを汲みつつ、「よければ、どういう点で入院が嫌なのか、教えていただけませんか？」と聞けば、そこから話し合いが始まる場合もある。話し合いでは、背後に、あきらめ・絶望感、不信感、疾病否認、入院への恐怖、家族への罪責感、今までの治療者への不信感（治療歴の多い人の場合など）が出てくる場合があるが、これもゆっくり、話し合いの主題にしていけばいい。

しかし、これらの手段を尽くしても話し合いができない場合は、入院を勧めることになる。

⑽ 自殺のしかた、死後の未来予測、実況中継の工夫（物語作業の重要性）

話し合いは可能でも、自殺の意思が一向に変わらない人もいる。そのときは、「家族や残された人たちのことを考えることはないですか？」とか「死ぬ時期としては今が最適でしょうか？　それはどうしてでしょうか？」と聞いてみる。

また、「死ぬ意思が強いとして、なぜクリニックに来られたのでしょうか？」と聞いて、自殺願望の背後に潜む患者の気持ちを探るのも一つの方法である。

時には「今死ぬことは、どう考えてもよい死に方とは思えません。豊かな死を迎えられるまで、もう少し待てませんか？」と強く言うこともあり、なかにはこの言葉に反応して思いとどまってくれる人もいる。

さらに、「そんなに死にたければ死んでしまえばいい」と言ったあと、「今の悪い部分が死んで、よい部分が生きていけばいいのだから」と突っぱねる場合もある。

これでも変わらないときは、下坂[40]も試みているが、自殺のしかたや死後の周囲の反応について話し合ってみる。自殺のシミュレーションというか、自殺をめぐっての実況中継を、治療者と共同でやるのである。

具体的にいうと、希死念慮の内容はもちろん、自殺の方法や場所を聞いたり（この場合、薬を使うにしろ飛び降りを選ぶにしろ、その方法・場所を選択する理由も聞く）、どんな内容の遺書を誰宛に書くのか、死後の遺族の反応、葬式の情景、死後の魂の行方を聞いたりする。逆に、自殺しなかったらどんな人生になるかを想像してもらうことも大事である。このときも、単なる事象の想像だけでなく、そのように想像する理由まで聞くことが重要である（狂気が「想像力の欠如」と言われるように、自殺も

「想像力の欠如」の一つかもしれない）。

こうした作業をすることで、患者の隠されていた面がかなり明らかになる。つまり、自殺に至るさらに深い理由、実は状況さえ変われば生きたいという気持ち、家族や関係者に対するさまざまな矛盾を含んだ気持ち（怒り・恨みと期待・甘えなど）、今まで口にできなかった未来への願望、過去の外傷体験や秘められた暗黒の歴史などが、少しずつ患者と治療者に見えてくる（というより、混沌の中で患者の隠された歴史や物語が再構成されるというほうが正確かもしれない）。

(11)　物語の発見、再構成、共有作業の結果として生ずるもの

患者が自己を語った相手は治療者が初めてであることが多く、患者にとって治療者は特別でかけがえのない存在になってくる（もちろんこれで信頼関係が築けたと考えるのは早計である）。また、そうした治療者との関係を持っている自分は特別だと考えるようになることもある。

次に、物語の発見・再構成・共有によって、自殺の問題よりもそちらの作業が中心になり、治療関係が継続することがある。続いている限り、患者は生き延びる。そして自然に、「この（物語に関する）話し合いを次回もしましょう」という約束や、「過去の歴史がはっきりして、死以外にはいかなる意義もないということがわかるまで、自殺は中断しましょう」という取り決めができるようになる。患者はふつう（境界例などの例外を除き）、この約束を守ることが多い。

三つ目に、患者の中には、自分はすさまじい暗黒の歴史を生き抜いてきて、「生きているのが奇跡だ」と感じている人がいる。あまり口にしないが、この奇跡を実践し得ているという自信めいた雰囲気を醸し出すことすらある。

以上の三点が、治療関係を維持する力になることは言うまでもない。

こうした話し合いがうまくいくと、希死念慮の意味の探求や物語作業の遂行によって、徐々に患者の古い部分は死に、新しい自分が生まれてくることになる。患者の中には、希死念慮や自殺未遂などの死をめぐる体験をすること、またそれらを話し合うことで初めて成長できたと告白する人もいる。筆者は決して自殺を勧めるわけではないが、自殺について考えることには何らかの意味や価値があるように思えてならない（これに関して、樋口[41]は「自殺はむしろ成長への挫折から起こるのである。従って、いかに死の体験を通して人間がより高次の段階へと変容されるか、そこに自殺志願者とつきあう相談者の力量が試される」と述べているが、同感である。ヒルマン[42]もまた、「死につつあるものだけが、真に生きることになるのである」と述べ、生の中の死の重要性を強調している）。

ただし、希死念慮の意味やそれに関する物語についての話し合いに患者があまり乗ってこないときは、無理をしないほうが賢明である。また、一人ではとても無理なので、治療者は適切で負担のかからない質問をして患者から物語の材料を引き出し、断片的な物語をモザイクのように組み合わせて要約し、それを患者に提示して、ずれがないかどうか、しっくりくるかどうかを確かめつつ共同検証を行う。もしずれがあれば、治療者はずれの意味を考え、再び要約して伝え、患者の反応を見る。このずれはとても大事で、治療者の要約をすっと受け入れる患者よりも反対してくる患者のほうが個性と主体性を持っているといってよい。ずれをさらに話し合うことで、物語はいっそうの深みを増す。ただし、あまりに大きなずれは治療関係を破壊してしまう恐れがあるので、治療者の発言は慎重でなければならない（孔子[43]が「ある程度方向性が同じでないと話し合えない」と言ったのは、これを指すのだろうか。要約すると、小さなずれは生産的になるが、大きなずれは破壊的になるということだろう）。

しかし、以上の作業を続けても、患者の気持ちが楽にならない場合がある。また、この作業は魂の深部に向かっての作業であるから、時にとても苦痛になり、自殺でひと思いにかたをつけたくなることも出てくる。そうなると治療関係が維持できなくなる。だから、適度の休息を入れながら、常に入院を含めた最悪の場合に備えておく必要がある。

⑿ 救急車や警察への通報

最悪のケースとしては、こんなこともある。境界例でひどいうつ状態にあった女性（患者B）が、筆者が外来で多忙なときに突然、電話をかけてきて、「今、手首を切ってガス栓をひねったところです。これでお別れです」と言った。びっくりして「思いとどまる気はないか？」「今、いちばん望んでいることは？」「とりあえず次回の面接で詳しく話し合いましょう。それまで待てますか？」などと聞いたが、死ぬ決心は変わらないらしい。そこで筆者は「こんな事態は電話ではどうにもならない。死んでほしくないので、とりあえず119番に電話して救急車にそちらへ行ってもらう」と伝えた。筆者の気持ちとしては、たとえ電話がこちらの気を引く狂言であっても救急車を呼ぶつもりだったが、彼女は「すみません。ガス栓をとめますから救急車を呼ばないでください。次回の診察には必ず行きますから」と述べ、その言葉を信用することにした。後日診察に現れたとき、彼女は「死ぬほど苦しいことをわかってほしかった」と告白したが、筆者は「電話をもらってもすぐの解決は無理で、私としては救急車を呼ぶよりほかにない」と返答した。そして、苦しくなったときどうすればいいかを話し合った。その後も彼女との関係は続いたが、前のような電話はなくなった。

⒀ 基本はやはり治療的人間関係

以上、自殺願望に対する対処法を述べてきたが、筆者の経験によると、自殺防止の根本はやはり患者と治療者との人間関係にあると思われる。今まで自殺に至った患者はいるが、深い治療関係ができているのに自殺を遂行してしまった人はいない（「耐えられない。今から死ぬ」と言ってこられた人は少なからずいるにはいるが）。

ラスコーリニコフ(44)がソーニャ(44)の存在によって自殺を思いとどまったように、他人とのつながりが生きることを可能にする。逆にいえば、「生きるとは、つながること」なのである。つまりは、周囲に深いサポートのできる人間（治療者とは限らない）がいるかいないかが生死を分けるようである。つながりによって「命の流れ」が生ずるのだ。

一般臨床でも、自殺の危険の高い重症患者は、意味のある深い人間関係を持たず、過去にも持っていなかった（過去に持っていれば、それが支えになる場合もある）、そして逆に、辛い苦しい貧しい人間関係しかなかったという印象がある。

そういう人が初めて意味ある重要な人間関係（つまり治療者との関係）を持つことは、大変貴重で救いにもなる一方、大変な戸惑いや辛さ・苦しさを伴うことでもあることを忘れてはならない。

自殺を完全に防止するのはおそらく不可能だろうし、「人間には生きる権利もあれば死ぬ権利もある」という意見にも一理ある。ただ、専門家のもとを訪れたり、周囲に自殺のサインを出したりしている人は、どこかで救助を欲している。筆者としては、その救助願望を大切にしていきたい。

第一二節　自傷行為にどう対処するか

自殺と同様に治療者を悩ませるものに、自傷行為、つまりリストカット（手頚切傷）、アームカット（腕を傷つけること）、大量服薬などがある。自傷行為の構造や原因もかなり複雑で、対応も一様ではない。ここでも前節と同じく、大事な点を個条書き的に記しておく。

1　二種類の自傷行為

経験によれば、自傷行為は、希死念慮を強く持ったもの（すなわち自殺企図、自殺未遂に関連するもの）と、そうでないものの二つに大別されるように思う。ただし厳密には、その中間や希死念慮の有無のはっきりしない場合も多い。

2　希死念慮の有無の明確化

いずれにせよ、自傷行為があった場合は、希死念慮の有無を明確にすることが重要である。希死念慮を明確に持っている場合は、前節で記した対応を試みる。はっきりしない場合は、とりあえず「治療は生きるための治療」だということを再確認し、本人の希死念慮がどうなっていくかを見守っていく。

3　希死念慮がない場合

はっきり「死ぬ気はなかった」と言う場合は、自傷行為を重大に思っているかどうかを探っていく。あまり重大視していなければ、なぜ自傷行為という大変な行為をどうでもよいと思っているのかを探る。その際、自傷行為を繰り返すと、自殺や死の危険が増えることを伝えておく。

4　自傷行為の原因の探求

自傷行為が重大なことであるという認識が共有される場合は、その原因・背景を二人で探っていく。

5　自傷行為の背後にある精神力動

その際、治療者は、自傷行為の背後にある精神力動について知っておくことが望ましい。以下、自傷行為の原因と考えられるものを列挙する。

(1)　耐え難い辛さ

自殺と同様、自傷行為のきっかけには耐え難い辛さがあるようである。辛さの多くは「ものごとが自分の思うようにならない」ことだが、なかでも重要な対象（恋人、友人、親など）との別離、その喪失、特に見捨てられ感が大きな要因となる。また現実には、見捨てられていないのに「見捨てられ不安」だけで自傷行為に至る場合もある。ちょっとした注意、指摘、批判、反対意見などや、本人に注意を向けないことが原因で見捨てられ感、見捨てられ不安を持つことがあるので要注意である。

(2)　自傷行為は辛さを和らげる試み

患者・クライエントにとって、見捨てられ感は時に死よりも辛いと感じられる。この辛さを少しでも軽くしようとして自傷行為が行われる。自傷行為によって、辛さが手首の傷の痛さに置き換えられる。つまり、感情的な辛さを具体的な辛さに代えるのである。

実際に、自傷行為を行うと脳内の不安抑制物質の分泌が増え、楽になるという研究もある。

(3)　他者へのアピール

自傷行為を行った患者から、「リストカットをすることで、自分がどれだけ辛いかわかってもらおうとした」という声をしばしば聞く。しかし、それはあとからの回想であって、最初からその意図があったかどうかはわからない。圧倒的な辛さに押し流され、「気がついたら切ってしまっていた」ということが多い。したがって、「わざとやっている」などという指摘は禁句である。

(4)　「生きている」という実感の回復

自傷行為を行う患者は、あまりの辛さに圧倒されているため、しばしば「自分を見失っている」または「見失ってしまったのでは」という感じに支配される。患者は痛みを感じたり血を見たりすることで自分を取り戻し、生きているという実感を持てることがあり、これが安心感をもたらすことがある。

(5)　自己治癒（自己統制）の試み

患者の中には、自分で傷口を洗浄し包帯を巻くことで、「自分で自分を癒す感覚につながる」と感じる人もいる。これは癒すことの自己演出ともいえ、その結果、自己統制感が得られるのかもしれない。

(6)　自己を罰する試み

患者は自己否定が強く、自分を「悪い人間だ」と思い、その罪責感情に苦しめられている。リストカットはそんな自分を罰する行為であり、それにより罪責感が和らぐことがある。

以上は筆者の経験から得られたことだが、自傷行為の精神力動には、さらにもっと複雑なものがあるように思える。

6　自傷行為の背景の共同探求

前の項で述べた精神力動を念頭に置きながら、自傷行為に至った原因や過程を問うていくわけだが、患者の多くはこれに答えることが難しい。そんな場合は、精神力動を参考にしながら、「辛さに圧倒されていたのかな？」とか「自分を楽にしたかったのかな？」といった答えやすい質問に変えていきながら、自傷行為の背後にある患者の感情を言葉にすることを試みる（この言語化が自傷行為対策の最大のポイントになる）。

7 背景の気持ちを共有する試み

ある程度の言語化ができ、自傷行為の背景にある気持ちがはっきりしてきたら、「そういう事情があったんだね」といった形で、その気持ちの共有を試みる。

共有がうまくいくと、患者は楽になる。つまり自傷行為はわけのわからないものではなく、それなりに理由や意味のあることを知って安心する。また、自傷行為のメリット（辛さを楽にするといった）もわかり、悪いことばかりではないのだという気持ちを持て、患者は楽になる。

8 自傷行為よりメリットがある方法の模索

もっとも、たとえメリットがあるにしても、自傷行為を勧めるわけではない。治療者は「この辛さを楽にするために、もっと別のよい方法はないだろうか？」と問いかけ、患者が受け入れれば、その方法を探っていく。

たとえば、辛さを言葉にしてみる、言葉にできたら誰かに話す、話す人がいなければその感情を書きためておく、辛さやプレッシャーや緊張感を和らげるために頓服の薬を利用する、ゆっくりと深呼吸してみる、音楽を聞くなど気晴らしを試みる、散歩などの単純な運動をする。これらは当然、本人に可能で、かつ有効でなければならない。さらに、「即効性はないかもしれないが、自傷行為以外のことをしてみよう」という気持ちが患者に出現してくることが大事である。

9　自傷行為に関する記録つけ作業

また、自傷行為に関する記録をつけるように提案することがある。その際、自傷行為をしたことだけでなく、可能ならば、その前後の行動・感情を記載できればさらによい。これにより、自分の自傷行為を客観的に眺める力、自傷行為に距離を置ける力、すなわち間接化能力がつくからである。

自傷行為とその対策についてはまだまだ述べる必要があるが、それは別の機会に詳しく論じたい。

第一三節　行動化・衝動行為への対策

自殺や自傷行為に続いて治療者を困惑させるのは、過食、大量服薬、薬物乱用、買物依存、ギャンブル依存、大量飲酒、暴走行為、見境のないセックス（性的乱脈）、家庭内暴力、衝動的暴力行為といった、衝動行為もしくは行動化である。これらには快楽的意味もあるのだが、もちろん危険な面も多い（身体の健康を損なう、生命的危機が生じる、浪費・破産、不本意な妊娠、傷害など）。また、それ以上に重大なのは、患者がこれらの行為のあとでひどい落ち込みを経験することがあり、その辛さから逃れるためにさらに衝動行為に走るという悪循環に陥ることである。衝動行為や行動化についても多様で複雑な面が多いが、ここではその解説と対策の要点だけを述べておく。

1　行動化の説明

ふつう、行動化には狭義と広義の意味がある。狭義には、精神分析や精神療法の過程（治療画面内または治療画面外）に生じる言語を用いない行動を指す。広義には、衝動行為や症状行為や行動障害（これも言語ではなく行動で示すという点では同じだが）一般を指す。前者は、「転移や治療者との関係で生ずる」「自我親和的（本人には違和感がなく、あまり困らない）であることが多い」「一定の目的を持った、組織された行動であることが多い」などが特徴である。また後者は、「転移や治療者との関係がなくても生じる」「自我異和的（本人も異常と感じる）であることが多い」「組織されない単純な動作である場合もある」といった特徴を持つが、この区別は必ずしも明確ではない。

今のところ、狭義の行動化は治療に関連して起こり、広義の行動化は一般的な衝動的行為と考えておけばいいだろう。

2　行動化の破壊的傾向

前節の自傷行為も行動化や衝動行為に含まれるが、最も困るのは破壊的であるという点である。それは本人だけでなく、周囲の人々（家族、治療者、関係者）を破壊し、治療関係や治療そのものも破壊する。今一度それを列挙すると、次のようなものである。

- ●リストカット（自己破壊的）
- ●家庭内暴力（他者破壊的）
- ●自殺企図（自己破壊的）
- ●薬物の多量服薬（自己破壊的だが、楽になりたい気持ちもある）
- ●アルコール依存（一時的なうさばらしだが、もちろん健康を蝕む）
- ●自傷（リストカット以外の身体殴打、火傷、抜毛など）

●引きこもり
●過食・拒食
●無謀運転
●性的乱脈（見境なしのセックス）

3　行動化・衝動行為の背景

①行動化のきっかけはごく些細なことだが、おおむね苦痛で腹立たしく、期待を裏切られるような不快な体験が多い。患者は相手に過剰な期待を抱いていることが多いので、それだけ裏切られるという辛い体験も多くなる。
②悩みや葛藤を保持できず、すぐに外へ向かって行動化しやすい（悩むことが苦手なため、行動化の前にあれこれ考えたりできず、すぐに行動に移る。したがって、治療目標の一つに「悩む能力の育成」が考えられる）。
③悩み考える主体が後退していて、行動優先の傾向が強い（幼児は、感じたり考えたり言語表現したりする前にまず行動する。行動という営みは人生早期に身につけるものだが、患者はそこから成長できていないことが多い）。
④行動は、考えたり言ったりすることより充足感を与えてくれる場合がある（これは性的行動化や運転、飲酒、過食などに限らない。リストカットのような自己破壊行動ですら、流れる血を見ると「充足感というか、生きている感じがする」という）。
⑤患者の多くは、衝動のコントロール力が低下している。

⑥患者は満たされていないことが多く、その分、欲求不満や怒りの衝動が激しくなる。
⑦行動化することで、より強烈に自分を他者にわかってもらえる（アピール性、操縦性）。
行動化の背景には以上のような理由が浮かんでくるが、これは先の自傷行為の場合とかなり似ている。

4　行動化・衝動行為防止の意義とその対処

①治療の基本姿勢は、より生きやすくさせる、もっといえば創造的で豊かな生を目指させることだが、悪性の行動化はそれを破壊する可能性がある。ここに、行動化防止の意義がある。
②行動化しなくなることで衝動や怒りが本人の心の内側に蓄積し、それが本人に考えることをさせ、葛藤内包力を高め、心的成長を促すことになる。人間は葛藤・苦悩によって成長する。そこで「悩む能力」の育成が重要になる。
③防止することで、行動化が引き起こす罪悪感（他者を傷つけてしまったなど）や自責の念、後悔（破壊的行動をしたことに対する）を持たなくて済む（罪悪感や自責の念は本人の状態を悪化させ、さらなる行動化を促すという悪循環を招く。逆に、行動化を防止できれば自信がついていく）。
④行動化は周囲を相当疲れさせる。その結果、家族が本人を見放したり、本人に対する冷静な態度をますます失わせたりする。治療者もまた心の安定を奪われ、治療に悪影響を及ぼす。
⑤行動化防止でまず考えなければならないのは予防である。治療に入る前に、「治療中は行動化をしない」「した場合は本人の責任である」「行動化が続く場合は入院を考える」といった取り決めが必要となる。

⑥行動化が起こった場合

㋐限界設定を含んだ治療契約を結び直す。やり直し、仕切り直しである。

㋑本人が憂うつになっているときや辛そうにしているときは、話し合って行動化しないように釘を刺す。

㋒行動化が起こってしまったときは、次の対処法をとる。

思いやり……リストカットのような破壊的な行動化であれば、「大変なことをした」「またやってしまった」という気持ちが強いはずだから、その気持ちを思いやる。

行動化の背景にある気持ちの明確化……行動化を起こしやすい人には解離や健忘のあることが多く、行動化の前後をあまりよく覚えていない。そのため、最も大事なことだがなかなか簡単にはいかない。

行動化に至る道筋の再構成……治療者は、出来事を出発点として、患者の心の推移を綿密に再構成してみることが必要になる。

見捨てられ感など辛い感情の探求……道筋を再生したら、その間の感情をそれとなく聞いてみる。思い出すのが困難なようなら、質問を工夫して患者の気持ちをさらに再構成する。

辛い感情の発生に対する覚悟の育成……最後は、見捨てられ感にどう対処するかである。以前に交わした限界設定の約束を思い出してもらい、意志を強めるように働きかける。

辛いときはどうするのが最善かをさらに検討し、話し合う。

⑦その他、行動化を非難めいて取り上げるのではなく、「これは今後の治療にとって大変な問題だね。ゆっくり考えてみよう」と、相手の辛さを思いやることが大事である。また、本人の自己否定感情

を強めない工夫も必要である。

結局、行動化や衝動行為に対する最大の治療ポイントは、「行動化から言語化へ」つまり「行動」ではなく「言葉」で表すように促していく営みであろう。

第一四節　ルールや約束が守れないことへの対処

1　ルール違反は起こるものであると覚悟する

何度も言うように、治療は患者・クライエントと治療者の共同作業である。したがって、双方の間に約束やルールが存在していい。これは心の病の場合だけでなく、身体治療でも同じである。

しかし、心の病の場合、約束が守れないことが多い。ルール違反のない患者もいるが、たいていは約束違反が生じるものと考えておくほうがいい。特に困難事例になると違反は必至で、ルールをめぐる問題が治療の核心となる場合もある。

約束違反が生じる前にそれを**予防**するのが大事なので、あらかじめ約束やルールを取り決めておくのがいい。ルール設定をおろそかにすると、違反が生じたあとの話し合いに混乱が生じる。

ルール設定に決まったものはないので、自由に考えてよいが、筆者は「ほどほどの約束」がいいのではないかと思っている。厳しすぎると窮屈だし、甘すぎては治療にならない。

2　筆者が行う約束事項

①治療目標の設定と、それに向けて努力することの約束。
②治療は患者と治療者の共同作業であって、主役は患者であることの確認。
③診察や面接の時間や回数の取り決め。
④電話では治療ができないことと、面接場面以外では会わないことの確認。手紙には原則として返事を出さない。
⑤自傷他害の行為はしないこと。もし、なされた場合の責任は患者本人にあることの確認。
⑥面接や診察の料金と、キャンセルした場合の取り扱い方の確認。

3　ルール違反が生じた場合

ルール違反が生じる理由としては、患者やクライエントの余裕や自覚のなさ、幻想や投影が強すぎること、社会的未成熟や対人関係の経験のなさ、などいろいろ考えられるが、それらは別章に譲り、ここでは対処法の要点だけを述べることにする。

(1)　事情を聞く

たとえば、患者が面接外でも会ってほしいと要求したとき、面接の日時以外に現れて面接してほしいと言ったとき、電話による話し合いを要求したとき、自傷他害が生じたときなどは、その理由を聞く。しかし、あまり聞きすぎるのはよくない。

(2) 約束違反であることを思い出させる

ある程度、相手の事情がわかったら、最初の約束・契約事項を思い出させる。たとえば「最初に決めた時間と場所でしか会わないという約束でしたが、今回は時間外に来られています。このことをどう思われますか？」とか「電話では治療の話はできないと伝えましたが、今電話で自分の気持ちや症状を話されたことを、どんなふうに感じていますか？」と軽く聞いてみる。

(3) 患者が素直に反省すれば様子を見る

もし患者が「失礼しました。これからは気をつけます」と言ったら、反省したことを評価し、その後しばらくは、約束違反が再びないかどうか見守っていく。

(4) 約束や契約の維持が困難な場合は、再び約束について話し合う

「今こんなふうに大変なんです」とか「そんな約束はとても守れません」とか言って、約束違反から話題をそらしたり黙ったりする場合は、「今度の正式の面接のときに、約束違反についてもう一度話し合いましょう」と伝える。次回に話し合うと、患者は「約束はしたけど、そんなに重大だと思っていなかった」とか「今回は自分の辛さ・苦しさが先で、約束を忘れていた」とか「だいたい、こんな約束など守れるはずがない」などと言う場合がある。

(5) 約束維持が治療にとって重要であることを再認識させる

約束を守ることが治療にとっていかに大切かを説明する（特に、治療者がいつも健全で頭が働いている状態のほうが治療効果が上がることを説明する。ただし、治療者側のメリットを強調しすぎないことがポイント）。それとともに、「どういう場合に約束が守りにくいのか？」と聞いて対策を考える。

対策は第一二節の8の項で述べたものと似るが、それ以外に、二四時間対応でやっている電話相談

（「いのちの電話」など）や精神科救急の場所を知らせておく。と同時に、約束を守ることがいかに難しいかを共有し、その難しい「約束守り」そのものが十分に治療に役立つ（感情・行動のコントロール、言語化、内面化につながる）ことを話し合う。

いずれにせよ、約束を結ぶこと自体よりも約束維持のほうが困難な場合が多い。約束を守ることの辛さに対する思いやりが必要である。

4　ルール違反を繰り返す場合

上記のような話し合いを何度もしたにもかかわらず、なおルール違反をする場合、治療者は行動で示すほうがいいこともある。つまり、電話には一切出ず、約束外の面接は即座に断るのである。患者がそのことで文句を言ったら、当然、そのことについて話し合う。

5　正式な約束・契約をしないままルール違反が出た場合

この場合は、その約束違反行動を取り上げて、治療の妨げになると伝える。そして新たに、治療を進めるにあたっては約束が必要であり、それを維持することが大事であることを説明し、治療契約を取り結ぶ。言わば、仕切り直しということである。

6　面接時間が終わっても席を立たない場合

これも予防が大切である。治療を始めるにあたって、「時間厳守はとても大事ですが、時に心残りや不安が強くて、時間通りに終了しにくい場合が出てくる場合があるでしょう。その場合も含めて、あなたは時間（五〇～六〇分）を守れますか？」と聞いておくようにする。また、面接終了の前（たとえば一五分前くらい）に、患者（クライエント）が時間通りに席を立ちそうかどうかを判断する。重症例であるとか、面接に満足していない気配を感じたら、「あと一五分で終了しますが、終われそうですか？」と聞いて、心の準備をさせることも大事である。

しかし、そのような工夫にもかかわらず、時間が来ても席を立たない場合は、その理由を聞いて、次回の面接で話し合うことを約束をする。

それでも帰らないクライエントに対しては、しばらく待ってみて、「ルールを守ることの大事さ」や「次のクライエントへの迷惑」を伝えて説得を続ける。

これでも帰らなければ、しかたがないので、そのクライエントを残したまま、別の部屋で次のクライエントとの面接を始める。

その後いつまでも帰らない場合は緊急事態と判断し、他のスタッフに来てもらい、治療者を含め何人かで説得する。それでも効果がない場合は、「家族か警察に来てもらい、退去してもらう処置をとる」と告げて様子を見る。それでも効果がなければ、実際に家族や警察を呼んで引き取ってもらう。筆者の場合、これまでこうしたことで家族や警察を呼んだことはない。

いずれにせよ、患者・クライエントにとって約束の維持は大変難しいことを知っておくべきである。

第一五節　治療者へのしがみつき（転移）への対策

1　転移の重要性

治療過程においては、たいていの場合、転移が出現してくる。治療者への過度の期待やしがみつきといった陽性転移や、恐れや拒絶といった陰性転移である。慣れていない治療者は、患者に転移感情が出ると困惑したり辟易したりする。

しかし、治療にとって転移は重大な要素である。ユングはフロイトに「あなたは転移をどう思うか」と聞かれ、「それは治療のアルファでありオメガです(45)」と答え、フロイトを大いに満足させたという。ただし、転移の取り扱いは簡単ではない。フロイトは「分析治療の中心は転移の分析である」と言い、一方で「抵抗分析の中でいちばん厄介なのは転移抵抗の分析である」と述べているが、まさに至言である。

ここでは転移について、筆者の「体験的要約」を述べておくことにする。

2　感情転移の定義・特徴

①転移または感情転移の意味は、広義と狭義に分かれ、広義には「治療者に対する患者の感情総体」を指し、狭義には、「患者がそれまでの人生で出会った人々（主に両親や同胞など）に対して抱いた感情、願望、衝動などを治療者に移し換えること」だと思われる。

つまり転移とは「ある種の感情を治療者の方向に転じ、移動させる」ことで、それで転移と呼ばれるのである。

②最も多いのが、母親や父親に向けていた感情が治療者に転移されることだが、それだけではなく、同胞、先生、友人、恋人、上司、子どもなど、自分にとって大事だと思える人物への感情が治療者に向けられることが多い。また、現実の両親や人物ではなく、自分の期待する（あるいは恐れている）想像上の両親像や人物像に関する感情が、治療者に向けて転移してくることもある。

さらに、人間だけでなく、神や悪魔、女神や魔女など、想像上・神話上のものへの感情まで転移してくる（いわゆる元型的転移[46]）場合もあり、極端にいえば花や動物、太陽・月・星といった天体的・宇宙的なものへの感情さえ転移してくることがある。

③転移感情（転移された感情）は、しばしば不合理・非現実的で、空想的な色彩を帯びてくることが多い。いわゆる自分勝手な感情を治療者に移す（映す）ことで、「投影（映）」とほぼ同義と考えてもよい。

④患者は、治療場面でしばしば、現実の治療者の役割や能力以上のことを期待しがちになる（治療者は患者の自覚や自立を助けるが、主役はあくまでも患者である）。たとえば治療者に対して、「お母さんのように二四時間見守ってほしい」「恋人のように、常に自分のことだけを考えていてほしい」「父親のように自分を引っ張ってほしい」「神様のように一瞬で楽にしてほしい」「先生（治療者）が大好きだ。一度でいいから二人きりで一晩過ごしたい」という空想・投影を向けることがある。

このような幻想的期待は陽性の転移感情と呼ばれるが、幻想であるがゆえに、いつかは裏切られることになり、その結果、「先生に裏切られた」「先生は冷たい」「先生は天使づらして、実際は悪魔だ」といった陰性転移が生じることになる。

⑤人間なら幻想を持って当たり前である。日常の人間関係においても、しょっちゅう相手に何らかの幻想を投影している。ただ、健康度が高い人間は、幻想を投影しつつ、客観的な現実認識も持っている。通常の人間関係は、幻想と現実認識の交錯の中で生じてくる。
⑥健康度がより低くなっている患者は、先述したように現実認識が乏しいというか未開発である。したがって幻想が肥大し、投影が強くなり、強烈な転移感情を抱きやすい。
⑦一般の人間関係でも治療関係でも、転移現象は必ず起こる。それは、相手へのとらわれ、執着、固執である。
⑧幻想や転移はなくなることはない。心臓から絶えず血液が出ていくように、脳や心の中で絶えず産出されるものである。
⑨転移感情は治療抵抗と同じく厄介視されることがあるが、転移や抵抗は治療の原動力であり、これによって問題の核心点に近づけるのである。大事なことは、転移や抵抗をどのように認識し、どのように取り扱うかである。
⑩転移感情を見つめ、整理することによって、患者の内的抵抗の克服や、より高い発達段階への移行や成熟がなされる。

3　しがみつきへの対処法

しがみつきとは、相手（治療者）に取りすがることであり、相手に対する執着や転移感情が強いということである。では、具体的にどう対処すればいいのだろうか。転移の取り扱いは一様ではないが、ここでは一つの流れを紹介しておこう。

①患者は、来院前からすでに幻想ないし転移を持っていることが多い。治療者が有名なら当然だが、そうでなくても「今度こそ治してくれるに違いない」「楽にしてくれるだろう」と期待を抱いている。

②そこで、初回面接のとき「なぜ私を治療者に選んだのか?」「どういう理由で選んだのか?」と、患者・家族に聞く必要がある。ここで、患者の幻想の一端が明らかになることもあるが、これを聞き出すのは必ずしも簡単ではない。患者にとって、幻想や転移感情を言語化するのはけっこう大変な作業であり、治療者の助けが必要となる場合も多い。

③初回面接では、転移をどの程度向けてきているかを観察すると同時に、その患者が転移を起こしやすい人かどうかを見ていくことも大事である。今までの治療者とトラブルを起こしたり、何人もの治療者を遍歴したり、前の治療者の悪口を言ったりする人は要注意である。

④一通り病歴・成育歴・治療歴を聞いたあと、第一四節の2で述べたような治療のルールや約束を提示する。転移を起こしやすい人には、単に提示するだけでなく、相手の感想を聞いておくことも必要である。もし「厳しすぎる」とか「守れない」と言った場合は、どの点が厳しく、どの点が困難なのかを聞き、それについて詳しく話し合う。

⑤転移感情は、治療過程で遅かれ早かれ出てくることが多い。治療者の役目は、転移が出現してきているかどうかを常に疑い、いち早く察知することである。転移が疑われる例をいくつか挙げてみよう。

●「この患者の感情はどうも自然ではない、二人の関係はふつうの治療関係からはずれているのではないか」といった感覚が生じるときは、転移を疑うほうがいい(この自然さ・不自然さの感覚を養うことが治療者としての能力を上げることになる）。

●治療者をほめすぎる。不自然にほめる。

●治療者を理想化する。万能視する（「初めて本当の治療者に出会った」など）。

●治療者のことを命綱だと言う（「先生がいるので生きていられる」など）。

●治療場面以外の場所で会いたがる。

●治療者のこと（経歴、家族など個人的なことに）についての話が多くなる。

●電話、手紙が頻繁になる。

●すねたり、甘えたり、ひがんだりする。

●治療者の気持ち（真意）を探ろうとする（「先生は私を本当に助けてくれるのか」など）。

●治療者を独占したくなる。治療者の家族に嫉妬する（「奥さんは幸せですね」など）。

●治療者をけなすようになる（「冷たい」「理屈っぽい」「何も答えてくれない」など）。

●不信感や疑惑を向けてくる。

●怒ったり、腹を立てたりする。

●イライラする。

●「希望が持てない、絶望している」と言う。

●沈黙が多くなり、質問に答えなくなる。

●治療者に対する不満を表明する。

●「（研究材料などに）利用されている」と言う。

●治療者と競争しようとする。

●口論になる。
●あまりにも受け身的で、従順になる。
●あまりにも愛想よくなる。
●治療（者）を恐れる。
●行動化が生じる。
●治療者が妄想の対象になっている。

このほかにも挙げられるが、いずれも治療者に対するしがみつきや転移感情の表れ、または出現の芽だと考えてよい。もちろん一方で、これらは患者のごく自然な反応であるという感覚を持っておくことも大事である。

⑥患者の言動が自然な反応なのか、転移の萌芽なのか、転移の疑いなのか、明確な転移なのかを判定することは難しく、これらを区別する明確な基準もない。大事なことは、転移と確定できるかどうかよりも、転移と疑われる現象が強くなっていくかどうか、患者の治療上の抵抗になっていないかどうか、治療関係を歪めないかどうか、これを取り上げて話し合うことが有用かどうか、を考えることである。転移と目されるある現象を取り上げた結果、患者が洞察を獲得し、現実生活への適応力を回復するのであれば、それは明らかに治療的に有用な作業である。

⑦転移の可能性を感じたり、転移を疑ったりしたあとの対応はなかなか難しい。決まった順序はないが、考えるべきことは、転移の強さはどの程度か、転移の表現は暗示的・間接的な段階か直接的か、転移が抵抗になっていないか、転移というより自然な反応ではないのか、なぜこのような転移現象（正しくは転移と思われる現象）が今生じてきているのか、この転移の起源は何か、などだろう、

これは、転移を確定する一つの準備的連想（治療者側の）と言っていいかもしれない。

4　転移の取り上げ方

転移の取り上げ方や取り上げる時期に一定の決まりはないが、いくつか例を挙げてみる。

①一般に、陰性転移が強くなってきたときに取り上げる。
②陰性転移が治療上の重大な抵抗になり始め、無視すると自殺や行動化、中断といった重大な事態が生ずると判断したときに取り上げる（具体的には「何か私に不満はないですか？」など）。
③転移がかなり直接的表現をとっているときは取り上げる（具体的には「私のことを命綱だと言っておられますが、もう少し詳しく話してくれませんか」など）。
④患者が転移について考えていける状態にあると判断されるときは取り上げる。
⑤陽性転移でも、あまりにも過度である場合は取り上げる（理想化、万能視、性愛欲求など）。そして、強くなりすぎて危険だと感じた場合は、それについて話し合う（具体的には「今、私（治療者）にどんなことを期待していますか？」と聞くことから出発する）。
⑥転移性精神病の徴候があるときに取り上げる。

転移を取り上げ、話し合っていくうちに、患者が、過度の期待や幻想、逆に恐怖や怒りなどを抱いているると理解できたら、現実の治療者の姿・役割・能力を示し、理解してもらう。

そのあとで、そうした転移感情、すなわち治療者に関する思い込みや投影は自然だが、現実からずれ始め、治療を妨害する可能性があることも理解してもらう。

次に、その転移（思い込み）をどう思っているかを聞くが、患者が「こういうところが私の問題なんです」と言えば、その転移感情の背景を共に考えていく。

さらに、転移感情と患者の防衛や性格との関係、幼児期の両親との関係も検討していく。なお、順序は逆になるかもしれないが、患者の抱く転移は人間的に意味があり、ふつうの人間の証であることを話し合う（患者は転移感情の存在に気づいたとき、衝撃を感じる場合がある）。転移の有しているとのプラスとマイナスを話し合うこともいいし、転移感情やしがみつきが日常生活に出ていないかを考えさせることも大事である。

しがみつきや転移感情は厄介だが、患者やクライエントの本質部分や問題点の核心がわかる場合もあるので、むしろ治療のチャンスだと思っておく。そして、早くからその芽や現れに気づき、取り上げるタイミングを計っておくことが大切である。

転移感情の取り扱いの最大の目標は、患者が転移を通じて自らの感情に気づくこと、転移感情に振り回されないこと、転移感情に振り回されないこと、転移感情を持ちながらでもそれを行動に移さなければ治療関係や日常生活が続けられると気づくこと、などである。

第一六節　怒りや他責傾向、投影同一視への対処法

怒りや他責傾向も厄介な現象だが、これも治療においてまれなことではなく、怒りの表出が治療の転回点になる場合もある。したがって対処法について考えておくほうがいい。怒りと他責傾向は似ている

が、ここでは分けて考える。

1　怒りへの対応

(1)　予防が大事

これも他の現象と同じく、予防から考えていく。怒りは期待していたことが満たされなかったり、裏切られたりすることで起こる場合が多いので、治療者はできるだけ、できない約束はしないでおくことが肝心である。また治療者に過度の期待を向けていると疑われたら、先の転移と同様、すぐに取り上げて話し合うことが大事である。

(2)　怒りの状態にあることを自覚させる

怒りを口にするのならまだいいが、荒々しい態度や行動で怒りを表すことも多いので、本人に「今、怒っている状態にある」ことを自覚させる（「今怒っておられるように思えるのですが、いかがですか？」など）。

(3)　怒りの内容や対象を聞き出す

その後、怒りの対象や内容をよく聞く必要がある。「いつ頃、どういう点で怒りを感じ出したのか？」「そして、その怒りはどうなっていったのか？」などである。

怒りが強すぎたり、言語化するのが苦手なようであれば、治療者が助けてあげることが望ましい。たとえば、怒りの対象がはっきりしない場合は、「その怒りが誰に向かっているか、言えますか？」とか「その怒りは親に対してでしょうか、先生に対してでしょうか？　ほかにも、友人、前の治療者、親戚、会社の上司とか、時には世の中全般、あるいは自分に対してという場合もありますが、どんなものですか？」と聞いてみる。答えが返ってこない場合は、「焦らず、ゆっくり考えていきましょう」と言えばいい。

怒りの内容についても、はっきりしないことがある。他責的な人は怒りを前の治療者に向けることが多いが、いざ内容を言おうとすると出てこない。そんなときは治療者のほうが怒りの内容を推定すると、患者のほうは治療者の推定に助けられて、怒りの内容を口にできることがある（たとえば、「気持ちをわかってくれなかった」「命令ばかりされた」「最初は親切だったのに突然放り出された」「かえって悪化してしまった」「家族の間がひどく険悪になった」「感情の発散ばかりさせられて、コントロールできなくなった」「性的に誘惑された」「捨てられた」「ひどいことを言われた」などの内容を、さりげなく小出しにする）。

最も多いのは、両親・家族に対しての怒りである。この場合も、治療者が患者の怒りの内容を理解し、推定するようにすれば、患者の怒りの表現を助けやすい（たとえば、「気持ちを理解してくれない」「困っているのに何もしてくれない」「ひどい育て方をされた」「虐待を受けた」「命令ばかりされ自分の言い分を聞いてもらえなかった」「肝心なとき、放ったらかしにされた」「冷たくされた」「自分がこんなひどい状態にいるのは「こんなひどい性格になったのは」親のせいだ」「親は昔も今も自分を虐待する」「親は冷たくて何の援助もしてくれない」「両親が喧嘩ばかりしていて小さい頃暗かった」「すぐ嘘をつく」など）。

(4) 怒りへの対策の共同探求

怒りの対象や内容がやや明らかになり、それに対する患者自身の表現がとりあえず十分にできたと推定されたら、「ところで、この怒りをどうしましょうかね？」とか「私はその怒りを聞いておくだけでいいですか？」とか「この怒りをどうしていくか、一緒に考えていきましょうか？」と言って、怒りへの対策を共同探求の方向に導いていく。これができるかどうかが、重要なの治療ポイントの一つである。ただし、怒りに対する対処法は難しく、これといって決まったものはないが、たとえば、次のようなことが有効な場合がある。

①怒ってばかりいて話が進まないときは、「怒ってばかりで苦しくないですか？」と聞き、肯定すれば「苦しいのを楽にしたくありませんか？」と聞いて、楽にする方法を考える。この際、薬（パキシルなど）を提案し、それで楽になったと言う患者は意外と多い。
②怒りが他者（とりあえずは前治療者や両親・家族だが）ばかりに向いていくときは、「ところで、あなたはどうするのがいいんでしょうかね？」と水を向けながら、徐々に怒りに執着している自分に気づかせる。
③怒りに対しては受容的に傾聴する。神田橋[47]が言うように、人は怒りを受け入れてもらったとき、自分自身を受け入れてもらったと感じるものなのである。
④怒りの背後にある寂しさ、見捨てられ感、空しさ、満たされない気持ち、裏切られ感などを思いやる。
⑤怒りや攻撃性に内在している建設的エネルギーにも注目する。怒りが強い人は、一面で期待や希望を強く持つ人でもある。現在はそれが破壊的方向に向いているだけだ、ということを話し合いで気づかせる。うまくいくと、現実の生産的な行動に結びつく。
⑥親に対して「償ってほしい」と言う場合は、「どんな償いを求めているのか？」と聞いて、親ので

きることは何かを一緒に考える。この検討を通じて、親に過大な期待を向けていたことや、親の現実に気づくことがある。また、合同面談などをして（すなわち、治療者を媒介にして話し合いが可能になると）、親のよい面が認められるようになることもある。

(5) 怒りの取り扱いの要約

いずれにせよ、怒りの取り扱いの治療ポイントは、患者の怒りを言語化すること、言語化を援助しつつ怒りの内容を傾聴すること、怒りの苦しさを少しでも軽減すること、怒りを建設的エネルギーに変えていくこと、怒りから穏やかな話し合いに導くこと、怒りの背後にある欲求を検討して、できる範囲内でその実現を援助していくことである。

2 他責的な人に対して

(1) 他責傾向は人間の自然な傾向

人間はたいてい、自分の非を認めたがらない。認めることは敗北につながり、その結果、攻撃されたり不利になったりすると思い込んでいることが多いからである。心の病の場合でも、自己の非を認めたがらず、都合の悪いことを他者の責任にする人が多い。そして、他責傾向の強い人ほど治りにくいといえる。

(2) 他責傾向への対応の要約

他責傾向は自覚のなさや現実認識のなさとも関連するが、ここではその傾向の強い人（患者C）への対応例を挙げてみる。

①まず、他責傾向の強い人は、他者（家族、友人、前治療者、時に現治療者など）に強い不満と怒りをぶつけてくるが、とりあえず十分に傾聴し、何が不満かの理解に努める。言語化を助けるのはいいが、安易な共感は危ない。自分が何もしなくても治療者が不満を汲み取ってくれると思い込む可能性が高いからである。

②「患者は不満を十分に表現できたと思っている」という手応えを感じたら、続いて、「こちらはその不満を聞いておくだけでいいのですか？」「それとも、何とかしてほしいですか？」という問いを投げかける。たいていは後者だが、前者の場合もあるので、そのときはそのままにしておく。

③治療者に対して、「先生は、僕（私）の不満をどう思うか？」「僕のほうが悪いのか、親のほうが悪いのか？」などと聞いてくることがある。そのときは、「今すぐは答えられませんが、少なくとも親子関係がうまくいかず、あなたはそれに苦しんでいるように見えますが、どうですか？」と尋ねる。患者が肯定したら、「とりあえず、親子関係が少しでも改善することや、あなたの苦しさを楽にすることが第一のような気がしますが」と打診してみる。患者が肯定したら、その作業に入る（誰かを悪者にするやり方は、おおむねあまり治療的ではない）。

④患者が「不満をどうにかしてほしい」と言ってきたら、治療者は「不満の軽減のしかたは人によってさまざまだし、どのようになることが不満の軽減なのかも人によって違います。だから、あなたの中の『不満が軽くなった状態、満足した状態』がどんなものか、教えてくれるとありがたいのですが」と振ってみる。これに答えられる患者であれば、その満足の状態に至る道を両者で探っていく。もし答えられない場合は、「それでは、これはどうでしょう？　親に言ってほしくないこと、してほしくないこと、逆に親に言ってほしいこと、してほしいことについて、何か浮かんできます

か？」と聞いてみる。ある程度答えられたら、それについてどうしていけばいいかを話し合う。
⑤もし、「親に伝えてほしい」とか「親を呼んでほしい」と言うときは、その気持ちを汲みながら、「このことを親と話し合うのは難しい？」と聞き、肯定したら、「どんな点で難しいのか？」と探っていく。また、後者の問いについては「私（治療者）から頼むほうがいい？　それともあなたから伝える？」と言って考えさせる。
⑥その後、親子合同面談になる可能性が高くなるが、その場合は予行演習をしておくと本番で役立つことが多い。合同面談のやり方は各例によってさまざまなので、また別の個所で論ずる。
⑦順序が逆になったが、不満の原因を聞くことも大事である。ただし、原因に関心を抱き、その探求に耐えられそうな患者に限るのが安全である。
⑧ある程度話し合いが進み、自分の他責傾向に気づくと、逆に自分を責め始める人もいる。そんなときは、「他責傾向も自責傾向も、人間にとってある意味で自然な傾向なので、持っていてかまわない。要は、その両者の傾向のメリット・デメリットをよく認識し、どう使い分けるかが大事」といったことを話し合いのテーマにする。

(3)「なかなか治らない」と言って治療者を責めた患者への応答例

治療者は患者からいろいろ責められる場合が多いが、特に辛い非難の一つは「なかなか治らない」というものである。責任は治療者だけにあるわけではないが、まじめな治療者ほど責任を感じて苦しみやすい。この種の他責傾向をめぐる質問に対してはおそらく何十、何百の応答のしかたがあると思うが、ここでは一つの例を挙げてみる。

事例Dは「二年もたったのに治っていない。どう責任をとってくれるのか？」と詰めよってきた二八歳の男性である。

Dは一八歳の頃から、パニック障害（不安、動悸、呼吸困難ほか）、めまい・疲労感などの身体症状、現実感がないといった離人感、対人恐怖など多彩な症状で悩み、治療者を次々に変えていた。ただ、職場は一定しないがある程度は働くことができ、現実検討能力も多少はあった。

筆者が二六歳になったDの治療を引き継いだ頃、症状はかなりひどく、仕事もできない状態だった。そこで最初、心理療法や薬物療法を施したところ、状態はいくらか落ち着き、仕事にも行けるようになった。筆者は、「引き続き通院するほうが、自分の問題を見つめられ、治癒水準が上昇しやすいですよ」と言ったが、本人はあまり通うことなく、よくなると中断し、悪くなるとまた来るの繰り返しだった。

そして、三か月ぶりにやってきた彼は、症状がぶり返したことを訴えたあと、やや攻撃的な調子で次のように詰め寄ってきた。

D　「通い出してから二年もたつのに、ちっともよくなっていない。いったいどう責任をとるつもりなのか？」

筆者「確かによくなっていませんね。それは認めます」

D　「認めるだけでは困る。いったいどうしてくれるのか？」

筆者「そうですね。いい機会ですから、あなたの今の訴えを出発点にして、今一度、症状や病気を見直してみませんか？」

D　「いいですよ」

そこで、二人で二年間の症状の変遷をたどったところ、悪いときだけでなく、よいときもあったことが相互確認できた。そこで筆者は続けた。

筆者「よい状態がずっと続くことを望んでいるんですね?」
D「当たり前です。わかりきったことを聞かないでください」
筆者「失礼しました。ただ私は、患者さんと共同歩調で進みたいので、つい当たり前と思える質問をするようです。それでは、よい状態を続けるにはどうしたらいいか、悪い状態に入ってしまう原因は何か、どうしたら悪い状態に入らないで済むかについて、何か連想が湧きますか?」
D「そんなの、わかりません」

そこで患者の今の症状を把握したところ、とりあえずは身体症状に対する不安や抑うつ感が強いようだが、根本には対人恐怖とその背後にある自己の誇大感と劣等感が大きな問題点であることが浮かび上がってきた。本人もある程度は感じているようだが、それ以上その問題に入ることに強い警戒感を示していると思えた。筆者は、これ以上突っ込んで彼の攻撃性がコントロールを失うところまで強まってはいけないと思い、次のように言った。

筆者「どうやら、悪い状態になってしまうにはいろんな問題があるようですね?」
D「それはそうですけど……」

筆者「私に責任をとれという話ですが、悪い状態に陥る背景と防止策をあなたと共に探っていき、少しでもよくなるにはどうしたらいいかを考えていくのが、この場合の責任のとり方だと思いますが、いかがですか？　共同探求は、あなたがしんどくなりすぎないようにやるつもりですが」

D「そうですね。そうしかないですね」

筆者「それでは、どうでしょう？　一度、きちっと一〇回ほど、面接の予約をしてみませんか？よくなったらすぐやめるとかせずに」

D「いや、それもいいんですが。ちょっと考えさせてください」

結局、彼は定期的カウンセリングの予約はしなかったが、いかに自分の弱点に触れられるのが恐いかを言語化し始めた。筆者はもちろん、そうした彼の姿勢を尊重した。その後、十分な改善には至っていないが、前のような悪化はなく、仕事も続けている。また、治療者に対して攻撃的になることはなくなり、カウンセリング面接こそしないが、定期的に通院している。

【事例Dの解説】

Dが悪化したのは、本人の怠慢が大きな要素を占めるのはもちろんである。だから「責任をとれ」と言われたとき、筆者はいささかむっとして、「よくならないのは自分のせいじゃないか」と言いたくなったが、それを言えば喧嘩になって治療にならないと思い、穏やかな話し合い路線に切り替えた。

その作業としては、①まずよくなっていないという事実を認めさせる、②次に、よかったときもあったことに気づかせる、③よい状態の持続願望を確認したうえで、④悪い状態の原因を探る、という手順をとった。そして「責任をとるというのは、今の悪い状態の原因と対策を共同探求することだ」という、筆者が最も言いたかったことを伝えた。これにより本人は、治癒を左右する要因が自分自身にもあるということを、少しは実感を持って再認識したと思われる。

実際には、治療初期にもこうした話し合いをしていたのだが、彼は十分には理解していなかったと思われる。彼のような「他責的な境界例寄りの神経症患者」が増えてきているので、常に患者側の責任の重大性に注意を向けさせるように工夫すべきだと痛感している。

ポイントは、患者の非難・不満を尊重し、そこから出発して、病気や患者をめぐる状況全体の相互理解へと進んでいくことである。

3 投影同一視への対応

(1) 投影同一視の定義

投影同一視の定義は「分裂した自己のよい側面と悪い側面のいずれかを、外界の対象に投影し、さらにその投影された自己と外界の対象を同一視する、といった機制」だとされている。

言い換えれば、「自己の願望や衝動や怒り、絶望などを対象に投射して対象の側のものとして認知し、それに対応することで自分の願望や衝動や敵意を支配しようとすること」となる。つまり、相手の気持ちを勝手に先取りして思い込んでしまうとか、自分が相手（治療者や家族など）に対して敵意を持っているとき、逆に相手が自分に敵意を向けていると被害的に解釈し、その被害感を相手に向けることだともいえる。また、患者の治療者に対する期待感（患者は治療者に自分の期待を投影し、自分の期待通りに動いているかどうかを常に監視している）と同時に、失望感・怒り（治療者が期待通りに動かなかった場合、その期待感はたちまち失望や見捨てられ感に変わり、それを治療者に投影し、「治療者は自分を見捨てた」と非難する現象）も、この投影同一視が大いに関係している。

投影同一視が強すぎたり、投影同一視に無自覚であったりすると、日常生活や対人関係に支障をきたし、治療の妨害になることが多い。ただ、こうした事態は治療過程でしばしば生じるので、この現象に対する理解と対策が必要になるのである。

先に他責傾向について述べたが、投影も、自分の影（弱点、欠点、嫌な点、不安、絶望、怒り、敵意、幼児的欲求、幻想的期待、衝動など）を相手に投げかけることを指し、その意味で他責傾向とほぼ同義とも考えられる。また、投影はたいてい同一視（対象と自分を無意識のうちに混同すること）を伴うが、わざわざ投影同一視という用語が使われるのは、両方の機制を強調する意味合いがあるからだろう。

投影も同一視も投影同一視も、日常私たちがふつうに行っている心的現象の一つで、共感や思いやりの基礎ともなる重要な営みである。しかし、度が過ぎたり、無自覚だったり、現実認識や客観的見方、自他の区別などが伴っていないと、対人関係や生活にトラブルが生じ、病気とみなされるのである。

過剰で無自覚な投影同一視は、治療者にとっては大変厄介な現象であるが、これがかえって治療の糸口になることは、今まで述べた諸困難の現象と同じである。

(2)　投影同一視の原因

それでは、なぜこのような投影同一視が起こるのだろうか。おおよそ、以下のようなことではないかと想像される。

人間は、自分が敵意や怒りや不安や絶望や幼児的願望などを持っていると認めたくないものである、できればそういう嫌なものを排出し、誰かのせいにしたい（これが投影）。その結果、ある対象への吐き出し・排出（投影）が起こるのだが、投影しただけでは安心できない。そこで、投影した相手と自分とを区別できずに（すなわち同一視して）、相手が常に自分に敵意を持っていると思い込み、治療者を攻撃したりするのである。ただし、何度も繰り返すが、この種の機制は誰にも起こるものである。要は、その投影同一視がほどほどで、自覚できているかどうかが問題なのである。

(3) 投影同一視の段階

投影同一視の現象を最初に提唱したメラニー・クラインは、その機制を三段階に分けて説明している。

【第一段階】自分の怒りや絶望（悪い側面）を家族・治療者などに向ける。
【第二段階】その結果、両親像や治療者像は極端に悪いものになる。
【第三段階】自己と対象（両親や治療者など）を同一視するため、自分が自分の怒りや絶望を放っておけないとき、自己を処罰したり自己に絶望する代わりに、対象を攻撃したり非難したりする。(48)

つまり、自分で葛藤したり悩んだりできないので、それを周囲に移し替えるのである。だから、「苦の移し替え」または「相手を巻き込むこと」と言っていいかもしれない。

ところで、先に投影同一視は人間にとってふつうの重要な現象だと述べたが、それを四つの例に分けて説明してみよう。

①一つは、健康な投影同一視である。この場合は、「あの人は（相手）はどうして私に怒りや敵意を

向けるのだろうか？　不思議だ」とまず考えるが、そのあとで、「でも、どうなのだろう？　相手は本当に自分に敵意を向けているのだろうか？　ひょっとしたら、自分の思い込みかもしれない。あるいは、自分のほうが相手に敵意や怒りを持っているのかもしれない」と思い返す。そして「今のところはっきりしない。今後はよく自分の心と相手の心がどうなっているか考えよう。わかるまでは、はっきりしないことはとりあえず棚上げにするか、放っておこう」と判断する。この場合は、投影同一視を自覚しており、程度もほどほどであって、さほど困ったことやトラブルを生じない。むしろ、自分や他者の心を見つめるよき機会となる。

②二つ目は、投影同一視があってもまだ神経症的な段階である。つまり、「相手から敵意を向けられ、嫌われている」とは思うが、やはり「実際にははっきりしない」という現実認識を保っている。しかし、「敵意を向けられている」「嫌われている」という不安や恐れを放っておけず、その感情が頭の中でふくらんでくる。その結果、かなり苦しんだり、日常生活や対人関係に支障が出るなどして、しばしば医療機関やカウンセラーに救いを求めにやってくる。つまり、投影同一視は自覚できているが、それによる敵意や嫌われ感を過剰に感じ、苦しむ状態である。

③三つ目は、精神病的な投影同一視の段階である。この場合は「嫌われている」「敵意を向けられている」「悪い噂を流されている」「悪口を言われている」「疎外されている」「迫害されている」といった妄想の中にいることになる。この妄想を直接相手に向けることは少ないが、近くの人（家族など）にそれを訴えることが多い。家族はもちろん否定し、本人を病気扱いして病院に連れていこうとするが、本人は断固拒否し、これをめぐってトラブルが起こることがよくある。

こうした事態は、統合失調症や妄想型障害など、一般的な妄想現象が生じていることの表れである。もちろん投影同一視に無自覚であり、ますます過剰になる。そして、自分も少しは怯えるものの、他者を巻き込み、大変な迷惑をかける。さらに、妄想（投影同一視）の虜になって、社会生活が一切できなくなる。時には妄想が妄想対象に向かい、危害を加えることもあるので、家族や治療者には十分な注意が必要である。

④四つ目は、境界例（境界性人格障害）における投影同一視である。彼らも投影同一視に無自覚であり、過剰になりやすいが、同時に同一視の機制が強すぎるため、相手（家族や治療者）に、その投影同一視（思い込みや妄想）を強く向けてしまう。そして治療者に直接、「親は俺を見捨てている」とか「先生（治療者）は私を避けているし、私のことを嫌っている。悪いことをしたわけではないのに、なぜ先生から嫌われるのか？」といった思いを向け、治療者にそれを認めさせようとする。治療者が否認した場合は、不毛な中傷合戦が始まることが多い。といって認めてしまうと、相手の怒りはいっそうひどくなる。境界例性の投影同一視に出会うと、治療者は窮地に立たされたように感じるものである。

以上は、日常見られる簡単な例であるが、実際の投影同一視の現象はより複雑である。

また、ふつう、病的な投影同一視は④の境界例性の投影同一視を指し、①を健康な投影同一視とするようだが、実際は、②や③のような中間段階も多くあるのである。

(4) 投影同一視への対策

投影同一視が多様な現象であるように、それへの治療的対応も複雑で、もちろん決まったマニュアルがあるわけではない。ただ筆者は、過剰で無自覚な投影同一視に出会うたびに、「話し合えるかどうか」

「自他の区別をつけられる始まり（芽生え）にできるかどうか」「自分の心を見つめていく機会にできるかどうか（目に見えない心の動きを見つめるのは、患者にとって相当大変な作業である）」「他者の立場に立てるようになれるかどうか」「他者の気持ちを思いやるようになれるかどうか」の五つに焦点を当てることが多い。つまり、治療ポイントを、自他の区別をつけ、目に見えない心を見つめるといった点に置くのである。

(5) 投影同一視への対応例

①ある女性境界例患者（事例E）が、治療がうまくいきかけている矢先に、「先生は私のことを厄介がっている。私のことを嫌っているし、重荷と思っている。私を見捨てようとしている。私のことよりも、他の患者や、本を書くことや講演とかに気をとられているんでしょ？」と言ってきた。筆者はこれを聞いて、即座に投影同一視が強くなり始めたと感じた（まずは投影同一視に気づくことが大事である）。

②筆者はそれに対して、「その気持ちはとても重大なことだ」と尊重したあと、「どういう点でそう思うのか。教えてもらえるとありがたいのだけれど」と言った（相手の投影同一視的思いをとりあえず尊重して、その原因探求の共同作業に入る。決して問いに対する答えを強制するのではなく、ふわっと軽い感じで聞くことが大事である。「なぜ質問」は、時として相手を非難しているようにとられるからである）。

③患者は「最近の先生の表情・態度は違う。目つきに真剣さがないし、言葉にも迫力がないし、態度に落ち着きがない。全体に誠意が見られない」と返してきた。筆者は思い当たるところもあると感じ、境界例特有の鋭さにびっくりした。しかし、冷静に考えてみると、彼女に対して無関心であ

るなどとはとうてい考えられないので、「確かにほかに考えなければならないことはある。でも今、私はあなたの面接に集中しているつもりだけれど。この私の言葉をどう思うかな？」と対応した（患者は、思い込みや投影の影響はあるとはいえ、かなり鋭く治療者を観察しているので、治療者はその鋭さに一瞬たじろぐが、すぐに自分を取り戻し、冷静になる必要がある。そして、治療者自身の心の全体を正確に見つめて、相手の波長に合わせてそれを正直に伝えることが大切である。筆者はこの患者の面接に集中していたつもりだが、内心では、他の患者のことや論文書きのことに気をとられていたのは確かである。つまり、投影を向けられるのにはそれなりの理由がある）。患者はやみくもに投影しているのではなく、治療者の態度に敏感に反応しているのである。

④患者はさらに、筆者に対して「それは先生の言い訳よ。心底私のことを考えているとは思わない。先生は口がうまいから、なんとか私を丸め込んできたけど、結局、私のことなど考えていないんだわ」と言ってきた。そこで筆者は、「いずれにしても、あなたの気持ちと私の気持ちの間にずれが起きている。いい悪いは別にして、ずれが起こること自体はよくあることだ。しかし、ずれがなぜ生じてきたのか、不思議でしようがない。このずれや不思議さを少し明らかにしていきたいのだけれど、どうかな？」と返した（患者は、簡単に治療者の言葉を受け入れたり、自分の思い込みを認めたりはしない。治療者はそれを認識しつつ、ずれの共同探求に向かうことが大事である。また、成田も指摘しているように、このずれを不思議がる態度が大切なときもある）。

⑤患者は筆者の提案に対して、「それは別にかまわないけど、どうせ先生は、私を丸め込んでしまうんでしょ？」と言ってきたので、「この話し合いは、どちらの気持ちが正しいかというより、ずれやずれの原因を探ることに主眼がある。勝ち負けを争うつもりはないよ。あくまで、ずれを一緒に

探っていくだけだ」と応じた。すると患者は、なお疑いと不信の目を向けながらも、一応うなずいた（ここで患者と論争してもしかたがないし、どちらが勝っても不毛に終わる。大事なのは、論争や言い合いではなく、ずれの共同探求である）。

⑥そこで、出会いの初めから丹念に、患者の気持ちを追っていった。最初は疑いと不信の気持ちが強かったが（彼女は何か所もの治療機関を回って、そこでひどい目にあっているようで、医療やカウンセリングへの不信が根強かった）、やがて筆者への期待が生まれ、「ひょっとしたら、この先生なら治してくれるのでは」という気持ちになったと表明した。そこで「その後、その期待はどうなりましたか？」と聞くと、無言のままだったので、さらに「その期待は満たされそうに思いましたか？　それとも、また裏切られるのではないかという不安が出てきましたか？」と聞いたところ、言いにくそうに「実は不安が出てきたのです。先生の患者さんはたくさんいる。先生は本を書いたり、よく講演に行ったりする。そのうち先生は、私に興味を失ってしまうのでは、と不安に思った」と告白した。筆者は「言いにくいと思うけれど、よく言えたね。その不安はとても自然で、敏感な患者さんなら誰でも持つ不安だよ」と返した（ずれの共同探求では当然、自分の心を見つめることになるが、目に見えない心を見ていくという作業が難しいのと同時に、自分の不安はあまり見たくないという患者側の防衛・抵抗があって、二重の困難が生じる。治療者は、表現を助けたり、表現されたことを尊重したりしながら話を進めることが大事である。また、この過程で、苦しさのあまりリストカットなどの行動化が生じることがあるので、そこにも気を配る必要がある）。

⑦こうして患者の心は、最初の疑惑・不信から期待へ、期待から不安へと移行したことがわかった。そこで「不安はどうなった？」と聞くと、「少し感じていたようだけど、いいところを見せないと

先生に見捨てられるかもしれないと思って無理していた。すると先生は安心したのか、あまり私に関心を向けなくなった。それがだんだんつのって、耐え切れなくなって、『先生は私に対して冷たくなった』と言ったのだと思う」と答えた。そこで筆者が、「言いにくいことかもしれないから無理に言わなくてもいいけれど、今は先生のことをどう思っているの？」と聞くと、少し口ごもりながら、「うーん。難しいわね。でも、先生に私を治療する気持ちのあるのはわかった。でも時々あくびなんかされると、ものすごく不安になるの」と答えた。「それでは、あくびをしたら絶対駄目なのかな？　私も生身の人間だから、疲れているときもあると思うけど」という問いかけには、「そうね、先生も人間だから、ある程度しかたないかもしれないわね。でも、こちらは命がかかっているんだから、気をつけてね」という返事だったので、筆者は「もちろん、なるべく気をつけます」と述べておいた（患者の怒りや非難の背後には見捨てられ不安があることが見えてきた。同時に、筆者のあくびも悪影響を与えていた。しかし、患者はこの筆者の弱点をある程度気づかってくれ、治療者への思いやりが発生した）。

⑧やや落ち着いてきた時期に、筆者への非難、怒りについて再度尋ねたところ、「確かに、先生の熱心さが冷めてきたのも一つだけど、私のほうが見捨てられるのではないかと不安に思ったことも大きい原因ね」と答えた。そこで、「どうして見捨てられ不安を強く感じたのかな？」と聞くと、「私、先生にだけでなく、誰に対しても見捨てられる不安を感じていたんです。それでだと思います」と答えた。筆者がさらに、「ひょっとして、自分自身も自分のことを見捨てていたのではないの？」と聞くと、長い沈黙のあと、涙を流しながら、「そうなんです。私自身、やけになって自分を見捨てていたんです。自分が自分を見捨てていたのに、先生が自分を見捨てていたように思ってしまっ

たんです」と分析した。筆者はそれに対して、「とても大事なことに気がつきましたね。こんなふうに自分の気持ちと相手の気持ちを混同してしまうのは、よくある自然な現象です。問題は、それに気づけるかどうかです。あなたはよく気づいた。立派ですよ」と評価しておいた（自分の心を見つめていく作業の仕上げとして、投影同一視の原因についても共同探求することが大事である。同時に、こうした投影同一視は人間にとって当然の現象であることもぜひ強調しておきたい）。

この事例Eの投影同一視とその対応は、まだまだ簡単な例だが、それでも多くの紙面を使ってしまった。実際には、もっともっと複雑なのである。

ここでもう一度強調しておくが、投影同一視に出会ったときは、それを重視し、相手の波長に合わせながら、ずれの探求を通して自己の心の観察、自他の区別、「投影同一視の自覚」の育成に努めることが大事である。決して、投影同一視をなくそうなどと不可能で無益なことをすべきではない。不毛な結果に終わるだけである。投影同一視は、それを自覚するだけで十分である。

最後に付け加えると、投影同一視は、自他の区別がついていない、一種の幻想的合一感とも考えられる。つまり、ユングの言う「神秘的融即」も投影同一視と同じことかもしれない。ユングはこの、自分と他者との区別ができない「融合・融即状態」(49)という概念を、クラインが投影同一視という言葉を使う以前にすでに使っていた。いずれにせよ、自他の区別をつけることや心を見つめるのはきわめて厄介である。

第一七節　認知の歪みに対して

1　認知の歪みの五例

患者はたいてい認知の歪みを持っており、治療者はこれにも悩まされる。認知の歪みの修正は、治療目標でもあり、治療の手段でもある。

認知の歪みはさまざまだが、臨床場面でよく出会うものを取り上げてみる。もちろん、これ以外にも認知の歪みはたくさんある。

①部分的なことだけで全体を決めてしまう（ある上司に怒られたことで、その上司は自分を嫌っていると考える）。部分を全体化してしまいやすい。

②他者に対して「よい人」「悪い人」と決めつけてしまい、「この人はよい点も悪い点もある」という考えができない。また、治癒には段階があるのに、「治っているか、治っていないか」だけを問題にし、少しでも悪い点があると「全然治っていない」と考える。要するに「よい・悪い」「治っている・治っていない」という二分割思考になってしまい、「この人はよい点も悪い点もあるふつうの人間である」「まだ問題はあるが、ほどほどには治っている」という考え方ができない。常に「黒か白か」で、灰色感覚がないのである。

③一度何かで失敗したり、不快な目に合ったりすると、「また、同じことが起こるに違いない」と、一度の失敗を絶対視して、二度と同じようなこと（アルバイト、人付き合いなど）をしなくなる。

いわゆる過度の絶対視である。
④物事の一面しか考えられない。たとえば、人生上のある計画に少しでもつまずくと、次から次へと悪いことばかり考えてしまう。つまり、悪い方にしか考えられない一面的思考になってしまう。換言すれば「人生には成功も失敗もある。悪い点もあればよい点もある」という複相的見方ができなくなる。
⑤感じだけで決める人も多い。たとえば外出する際、何か不安な感じがしたらやめてしまう。つまり、「外出したら何か悪いことが起こるのか、起こるとしたら可能性はどれくらいか、外出するのとしないのでは、どちらのほうがプラスが大きいか」といった思考をせずに、ふとした感情だけで決めてしまう傾向である。

さて、このような、部分の全体化、二分割思考、過度の絶対視、一面的思考、感情優位は、よく考えれば、私たちが日常、しょっちゅうしていることである。もう少し丁寧にいえば、何か自分の感情が揺さぶられること（不快な体験、感じの悪い人に会う体験、失敗体験、挫折、不安・不満・憂うつ・怒りなどを引き起こす体験）に出会うと、自動的に、先の五つの認知をしやすいということになる。

しかし、より健康度が高い人であれば、そうした自動認知を体験しながらも「いや、一部だけで決めつけないで全体から見よう」「よい悪いだけでなく中間もある」「一度嫌なことがあったからといって、今後はどうなるかわからない」「未来は悪い面だけではなく、よい面もある。一方的に見ずによいほうからも見ていこう」「感じただけで決めずに、冷静に考えて行動しよう」と考える。すなわち、健康な人たちは自動認知といった幼稚で有害な認知ではなく、冷静で現実的で役に立つ認知ができるのである。

したがって、認知の歪みとは、「正しい健全な認知の未成熟」と言ったほうが適切である場合が多い。それゆえ、認知の歪みの是正は、「自動的で未熟な認知」から「冷静で成熟した認知」への移行ということになるのだろう。

もう一度強調しておくが、私たちはまず歪んだ未成熟な認知を体験し、その後、徐々に冷静さを取り戻し、より成熟した認知へと向かうのである。

しかし、患者・クライエントの場合は、未成熟な認知のままにとどまっていることが多く、その結果、苦しみ、不自由な生活を送ることになるのである。

2 認知の歪みへの対策

認知の歪みを是正し、未成熟さを成熟に導いていくには、やはり大きな困難を伴う。というのは、その認知の未成熟の背後には、患者の生きてきた歴史が染みついているからである。また、個人個人によって多様な認知の未成熟があり、認知の成熟といってもさまざまである。ここでは、パニック障害（不安神経症）を例に挙げて対策を述べてみたい。

①ある女性患者（事例F）は、過度の不安のためになかなか外出できない。クリニックへも、ご主人に車に乗せてもらって来るほどである。筆者はまず、「何が不安なのか？」と聞いたが、彼女は「自分でも何が不安なのかわからない」と答えた（不安には明確な対象がないと言われているが、それだけではなく、不安を見つめられない患者自身の問題でもある）。

②そこで筆者は、「不安と言っても言葉にしにくいですよね。そこで今から、いろいろ不安の例を挙

げますので、それをヒントにして何か感じることがあったら言ってください」と前置きをし、「死の不安」「気が狂うのではないかという不安」「何をしでかすかわからない不安」「家に帰れなくなるのではないかという不安」「倒れてしまうのではないかという不安」「不安のあまり恥ずかしいことをしてしまうのではないかという不安（他者に助けを求める、救急車を呼ぶなど）」など、いくつかを挙げていった。そして、そのことを話し合う中で、彼女の不安は「外で倒れて、恥ずかしい格好を見せたくない」ことだとわかってきた（患者は自分だけで表現することが苦手なので、治療者が例を挙げるなどして表現を助けるようにするとよい）。

③筆者は、「倒れるとはどういうことか？」と聞いたが、はっきり答えられないので、「意識を失ったことがあるのか？」を尋ねると、それはないとのこと。詳しく聞くと、「不安で動悸が激しくなり、息苦しくなり、それがまた不安を強めるという悪循環がある。自分で立っていられなくなって、へたりこんだりしてしまい、救急車を呼んでもらったこともある（もちろん病院では「何の異常もない」と言われたらしい）」とのことだった（患者は、倒れることに関して正確な認知ができていない。正確には、「不安や不安に付随する症状のために立っていられなくなった」ということである。このように、重大な事柄に対しては正確な認知の共有が大事である）。

④続いて筆者が、「では、今外出するとして、倒れる可能性が何％ぐらいあると思いますか？」と聞くと、「わかりません。でも一〇〇％倒れるような気がするんです」と答えた（これは、過度の絶対視と不安感情優位の認知であり、認知の歪みが見られる）。

⑤それに対して筆者が「まあ、未来のことは正確に把握することは難しいですから、必ず倒れてしまうのではないか、と悪いほうに考えてしまいますよね」と言うと、「そうなんです。私、悪いほう

にしか考えられないんです」と、自ら認知の歪みを認めた。そこで、「では、よいほうからも考えられるようにし、なるべく倒れないような考え方をすることができればいい、ということでしょうか？」と聞くと、「そうです」と肯定した（ここでは「悪いほうにしか考えられない」という一面的思考が出てきている。治療者はその認知の歪みを取り上げて修正を提案したところ、受け入れられた）。

⑥「では、その作業をするとして、まずあなたが外出して不安を感じるとしますね。そのとき、どう考えれば倒れにくくなると思いますか？」と聞くと、「それがわからないので、教えてほしいのです」との答えだった。そこで筆者は、「不安が出てきたとき『これは大変だ。早く不安が消えてほしい。不安がなくならないとだめだ』と考えるのと、『不安は誰にでもある。あって当然だし、あるほうが注意が働いていい』と考えるのと、どちらが不安が収まりそうですか？」と尋ねた。彼女は「それは、あとのほうです」と答えたので、筆者は「その通りですね。理屈ではよくわかっておられるようですね」と返した。さらに、「不安が強くなって動悸や息苦しさが出てきたとき、『大変だ。死ぬかもしれない。倒れてしまう』と考えるのと、『不安があれば動悸がし、呼吸が速くなって息苦しく感じるのは当たり前だから、別にあってもいい』と考えるのと、どちらが落ち着くし、倒れないでしょうか？」と畳みかけると、「これもあとのほうです」と答えた（ここでは「不安があるのは異常で悪いことだ」という認知の一方性を修正し、不安があって当然という考えを導き出そうとしている）。

⑦続いて筆者は、「それでは、今の考えでもって外出できますか？」と聞くと、「実際は恐くてできません」と言う。筆者は「それは当然です。理屈と実際は違うから」と伝えたのち、「最初はご主人と一緒に外出する」「それで自信がついたらご主人と少し離れて歩く」「かなり離れてほとんど見え

ないぐらいの距離をあけて歩き、何かあったらすぐご主人が駆けつけるようにしておく」「一人で少しだけ近所を歩く。ただし携帯電話を持っていって、何かあったらご主人に連絡できるようにしておく」「一人で出かける距離を伸ばす」といった提案をした。

以下、電車に乗ることや繁華街を歩くことも、段階を踏んでできるようにさせた。そして、これらの課題をこなしていくうちに、少しずつ、「不安はあって当然。不安になっても冷静に考えればそんなに慌てることはない」と認識するようになっていった（認知の修正は、やはり現実の行動を伴わないと本物にはならない。そして行動の修正・拡大も、相手と波長を合わせて進んでいくことが重要である）。

第一八節　相互性のなさに対して

1　相互性のなさの例

治療場面だけではなく、日常生活においても相互性は大切である。「人間」とは読んで字のごとく、「人と人の間」にあるもので、一人では生きられず、他者との共存がどうしても必要になる。

したがって、相互性は非常に重要なテーマだが、治療場面ではこの相互性の欠如・低下を示す患者・クライエントがかなり多く、治療の重大な妨害となる。それは主として、彼らが追い詰められた状況にあることと、（対人関係が乏しいということもあり）もともと相互性が育っていなかったことによる。

ただ、治療者にも追い詰められると相互性をなくす人がおり、注意しなければならない。

ここではまず、どのように相互性障害が出現するか、いくつか例を挙げてみる。

●治療者が席に着く前からしゃべりだす。
●治療者が何かを説明する前にしゃべりだす。
●延々と話が続き、終わる気配がない。
●話が飛んだり混乱したり、支離滅裂になって何を言おうとしているかわからない。
●非常な早口で、治療者がついていけない。
●相手が理解できているかどうかの配慮が全くないまましゃべり続ける。
●治療者の質問を聞いていない。
●治療者の質問を聞いてはいるが、答えないか、質問に対する答えがそれる。
●治療者の説明を聞いていない。
●治療者の説明を聞いてはいるが、理解していない。
●治療者の説明を理解していても、それに対する意見を求めると言えない。
●一人で勝手にしゃべっている印象がある。
●治療者の都合や事情を考えずに、一方的に自分の要求を出してくる。
●治療者の家まで押しかけてきたり、夜中に治療者に電話したりする。
●完全に沈黙する。

ところで、こうした相互性障害は、これまでの種々の困難さ（たとえば第四章・第五節の「早口でしゃべる」）と重なることも多いが、あえてここで取り上げたのは、治療における相互性の重要さと、それを妨害する相互性障害の重大さを強調したかったからである。

2　相互性障害への対策

相互性に障害が起こると日常生活まで困難になるので、すぐに手当が必要かもしれないが、主に治療者との間に出てくるものであれば、じっくりそれに取り組んでいけばいい。

また、相互性障害といっても、その現れや対応は多種多様なので、ここでは数例を紹介するにとどめたい。というのは、相互性の深まりと「相互性障害に対する手当」は、あらゆる働きかけの中に含まれており、読者はいろいろな個所を読んで、参考にしていただければいいと思うからである。

①相互性は治療の基礎中の基礎と言ってよく、初期の段階から注目しておくほうがよい。すぐに取り上げるかどうかは別として、この相互性障害に対する注目は、治療の期間中ずっと続ける必要がある。

②まず、治療者が席に着く前に患者・クライエントがしゃべり始めたら、治療者は「えっ、もう始まっているんですか？」と言って、それとなく治療者の所作に注目させる。あるいは急ぎすぎを指摘してもいい。もちろん一度では効果はないが、何度もやっているうちに、治療者の存在を考慮に入れるという相互性を、クライエントが多少は獲得する可能性がある。

③クライエントのなかには、治療者が「このカウンセリングを始めるにあたって、少し聞いておきたいことと説明したことがありますが、いいですか？」と言いかけたとたん、すなわち治療者の質問や説明を聞く前に、いきなり自分の事情や子どものことをしゃべり始める人がいる。これに対する対応はさまざまだが、筆者は一応、しばらくは聞くことにし、切りのいいところを見計らって、

「カウンセリングを始めるにあたって、説明をしたり、話し合ったりしておくほうが治療の効果も上がりやすいのですが」と伝え、相手の反応を待つやり方をとる。これは、クライエントに溜まりに溜まっていたものを吐き出させ、少し落ち着いてもらってから、つまり治療者の言葉を聞く余裕が出てきてから言葉をはさむやり方である。

④たとえば、あるクライエント（事例G）が「子どもは無気力で、一日中寝ていて、ちょっと注意すると怒り出すのですが、どうしたらいいでしょうか？」と言い、治療者が「その質問は重大なので、できるだけ丁寧に扱って納得のいく答えを出していきたい。そのためには、お母さんが子どもに今どうなってほしいのか、どうなってほしくないのか、それを話していただけると、お母さんの質問に答えやすくなるんですが」と応じたとする。ところが、クライエントはそれに答えず、延々と、子どもの困った点、夫の協力のなさ、自分の疲労困憊のことばかりしゃべり続ける。そんなときは、治療者はあるところで切り、「困っている事情はこちらに伝わってきましたが、お母さんの最初の質問『子どもにどう対応するのか』については、何も話し合わなくていいのですか？　もう残り二五分ほどになってきましたが」と言って相手の反応を見る。クライエントが「そうですね。それで、どうしたらいいんでしょうか？」と聞いてきた場合は、「先ほど、子どもにどのようになってほしいのかを聞けば答えやすい、と言いましたが」と返す。それに対してクライエントが「やはり、子どもに自立してほしい。もう少し活発になって、外出もできるようになってほしい」と答えたとする。そこで治療者は、「では、それを目標にするとして、今までお母さんのとった対応はどのようなものでしたか？　よかった対応とあまりよくなかった対応を挙げてもらうとありがたいのですが」と対応するが、クライエントがそれに答えられるようであれば、相互性が徐々に回復していく

可能性があり、よき対応に向かって共同探求できるようになる。
⑤治療者の質問に対して、答えがそれることがしばしばある。たとえば、子どもの結婚のことで悩んでうつ状態に陥っているお母さん（事例Ｈ）に対して、「ところでお母さんは、子どもの結婚についてどう思っておられるんですか？」と聞いても、おむこさんが調理師なので将来が不安だとか、娘があまり話をしてくれなくて困るとかいう話ばかりで、肝心の「母の気持ち」に対する質問に答えない。治療者が再度、「私としては、結婚に対するお母さんの気持ちを聞きたいんですが」と言っても、相変わらず同じ話ばかりをする。

こんなときは、「失礼ですが、お母さんは私の質問を聞いていましたか？」といささか強く出る。すると、はっと我に返って、「すみません。自分の心配ばかり頭に浮かんで、聞いていませんでした」と答える人が多い。治療者は、そうならざるを得ない事情に一定の配慮をしながら、「私は、結婚に対するお母さんの気持ちを聞いたのですが、それに答えていただけますか？」と改めて聞くと、たいていの母親は「うーん。それがよくわからないんです」と答える。

そこで、「自分の気持ちを言葉にするのは難しいものです。質問を変えましょう。つまりお母さんとしては、娘の結婚に絶対反対なのか、全面的に賛成なのか、反対の部分と賛成の部分があるのか、といったことですが」と言うと、ふつうは「それは三番目です」と答える（このように、二択、三択にすると答えやすい）。

こうしたやりとりのあと、この母親は娘の結婚にどの点で反対で、どの点で賛成なのかを話し始め、それを出発点に種々の問題を話し合う中で、自分の納得のいく結論を見いだし、それとともに心が整理されて、うつ状態が改善していった。

⑥一人で一方的にしゃべり続けるクライエントもいる。この場合は、頃合いを見て話を治療やカウンセリングの目的に切り替えるが、それでも「独り語り」を続けるときは、「独り語りを続けていていいのか？」と聞き、「いい」と言えばそれを認める。あるいは、「独り語り」を尊重する姿勢をとる。クライエントにとっては「独り語り」が聖域なので、下手に相互性を持ち込んでも混乱するだけだろう。いずれ相互的関係が必要になるまで、「独り語り」を続けておいてもらってもいいだろう。
⑦あまりに早口でしゃべる人には、「あなたは、私が理解できているかどうかを考えながら話しておられますか？」と聞いてもいい。これが効果的な場合もある。

いずれにせよ、相互性の回復や獲得は治療を進めるうえでの基礎であり、治療上の目標ともなるのだが、他の困難の是正と同じく簡単なことではない。

第一九節　責任感に乏しく、謝ってもすぐ繰り返す人に対して

1　真の謝罪とは？

責任感に乏しい人も厄介である。通院・入院におけるルール違反、自傷他害の行為などについて謝るものの、すぐに繰り返し、「本当に責任を感じているのかな」と疑問を感じさせられるタイプである。

ここで問題なのは、「謝る」とはどういうことかを吟味しなければならないことである。「謝る」の「謝」は「言」と「射」の会意文字である。そして「射」とは、弓矢が引き絞られて緊張し切った状態

から矢を射ることで、緊張がすっかりほどけた状態を指す。それを「言」（言葉）でするわけだから、「謝」とは「（言葉による）説明によって、犯した行為の原因がすっかりわかり、再発の恐れがかなり減ったことを明確に納得させられる行為や状態」を示すと考えてよい。つまり、周囲が安心でき、リラックスできる状態にするのが真の謝罪である。つまり、謝罪には、（謝るからこれ以上は追及しないでほしい、という）形だけの謝罪から、徹底的に自分の「過ち」を検討して周囲に説明し、詫びて納得してもらうという真の謝罪まで、いろいろある。その意味で、違反を繰り返してしまう患者は、表面だけの謝罪によることが多いのだろう。

2　真の謝罪の例

事例Ｉは二〇代の男性である、ある女性に対してストーカーのようにつきまとい、脅迫状のような手紙を送ったりして家族や警察に注意され、そのつど謝ってきたが、それでも同じことを繰り返した。何人かのカウンセラーや精神科医にかかったが、素直に謝るので、それ以上は追及されずに終わっていた。しかし、犯罪まがいの行為はやまず、起訴されるのを恐れた父に付き添われて筆者のもとを訪れた。筆者は事情を聞いて真の謝罪が必要なことを感じ、次のようなことを治療の焦点にして働きかけた。

①何をしたのか、どんなことを手紙に書いたのかを詳しく語ってもらおうとした（具体的に、相手が苦痛と恐怖を感じるまでつきまとったこと、また「付き合ってくれないと君も僕も死ぬ」といった内容の手紙について詳しく聞き出した。案の定、具体的に何をしたかまでは明確にされていなかった）。

②続いて、「そのことを今どう思っているか？」と聞くと、「悪いとは思う」と答えたので、「どうい

う点で悪いと思うか？」と聞いたところ、答えることができなかった。そこで筆者は、「そういうことをされた相手（彼女）の気持ちをどう思うか？」と言って話し合ったところ、「相手に恐怖を感じさせ、相手を傷つけた」という点までは自覚することができた。そして、それはひどい場合には犯罪になることを認めた（Ｉは、どういう点で悪いのかを根本的なところでわかっていなかったようである）。

③次に、「なぜそんなことをしたのか？」という問いには、「好きだから付き合ってほしいと思ってした」と答えたので、「付き合いはお互いの合意のもとで成立するのだけれど、どう思う？」と聞くと、「実は断られていたが、彼女は本当は自分のことを好きで、周りの圧力に負けて嘘を言っているだけだ」と、驚くべき内容を述べた（恋愛妄想と被害妄想に相当）。そこで筆者は、それが事実かどうかをＩと共に検討したところ、彼女がＩを好きであるという決定的証拠などなく、Ｉを好きかどうかわからないということになった。しかし、脅迫行為そのものは明確なので、Ｉは「はっきりしないのにそのような手紙を書いてしまったのは、自分の思い込みである」と認めるに至った（脅迫行為の背後にはこうした妄想のあることが多いが、今まであまり浮き彫りにされてこなかった）。

④次に、「それではなぜ、彼女が君のことを好きだと思ったのか？」と聞くと、「二浪して大学に入ったとき、彼女からクラブに勧誘され、すっかりうれしくなり、彼女は自分に気があるに違いないと思うようになった」と言う。そこでそのことを話し合った結果、Ｉは「彼女はクラブの勧誘で何人もの学生に声をかけているので、自分だけ特別ということはない」と認めた。「それではなぜ、そんな重大な勘違いや思い込みをしてしまったのか？」と聞くと、「よくわからない」と言うので、傍らにいる父親に聞くと、「実は高校時代もこれに似たことがあった」と言い出した。するとＩは

初めて、「自分には、ちょっとしたことで自分の都合のいいように考えてしまう癖がある」「あまり深く考えないですぐ行動してしまう」「相手の立場や気持ちを考えることをあまりしない」ということを認め出した（ここで、妄想の背後に、アスペルガー症候群や発達障害を思わせる自分中心、他者配慮性のなさなどが浮かび上がってきた）。

⑤筆者がさらに、「その癖は簡単に治ると思うか？」と聞くと、「うん。気をつければ治ると思う」と答えたので、父親にも同じことを聞くと、「そう簡単にはいかない」と答えた。それを踏まえて、「どうだろう。そうした癖を持っているとすると、また同じことをしそうかな？」と聞くと、「まあ、そうかもしれない」と言う。そこで「これからのカウンセリングで、そうした点が出ていないかどうかチェックして、なるべく早決めや軽はずみな行動を避け、全体から、そして結果を考えて行動するように、また、相手の立場や気持ちを深く考える練習をしていければいいのでは？」と提案すると、「そうしたい」とのことで、その後もカウンセリングを続けることになった（ここでようやく、問題の根本である自分の未発達な点の克服、つまり他者の立場に立ちよく考えて行動できるようになることが課題となってきた）。

⑥Iはやがて、今までの反省がいかに表面的で、形だけの謝罪であったかに気づいていった。

このように、真の謝罪・反省とは自分の行為や背景の全貌を明らかにすることであり、彼の場合は、「悪かったと思える行動の詳しい自己把握」「どういう点で悪いのかという正確な自己理解」「それを起こした原因の全貌的理解」「きっかけとなった要因だけではなく、自分自身の治すべき点の反省」「その点を治していこうとする決意」がすべてそろって真の謝罪となるのである。

したがって、患者の自傷他害行為や触法行為に関しては、徹底的な反省を促すことが重要である。

第二〇節　行動のコントロールがなかなかできない人への対策

これはすでに第一二〜一四節などで触れたので、あえて繰り返さないが、患者はいずれにせよ、①自分の心の動きを見ておくこと、②特にイライラ、不満、寂しさ、むなしさ、怒りの感情に敏感になっておくこと、③それらに襲われているときは危険なので、寝るとか薬をのむとかすること、④何かをするとき、三つ数えてからにすること、⑤何かするとき、その結果を考えて行動すること、などが重要である。治療者はこれらに常に気を配り、患者がこれらをできているかどうかをしっかり見守り、少しでも怪しければ患者と話し合うべきである。

第二一節　治療者に対する「脅かし」への対策

1　治療者の思い込み

「脅かし」とは「恐がらせること。恐がらせて自分の要求を通させようとすること。びっくりさせること。驚かせること」の意味だが、筆者は、暴力団や犯罪者のようにはっきりした意図と目的を持ってする恐喝・ゆすりなどを患者から受けた経験はない。今から思えば、患者のやむにやまれぬ行動を「脅かし」と思い込んだことはあったかもしれない。

故意であったかどうかは別にして、治療者が「脅かし」と感じる最たるものは、自傷他害と、その恐れに直面することだろう。ここでは要点だけを述べておこう。

2　治療者が「脅かされた」二例

(1)「父を殺す」と言った思春期境界例

①よくあるのは、思春期境界例（事例Ｊ）などでしばしば見られる、「親父が憎い。家に帰ると親父を殺しそうなので、先生（治療者）の家に泊めてほしい」といった要求である。もちろん治療者は困る。しかし、困りながらも必死に態勢を立て直す。そういう場合は冷静になって、患者の背後にある気持ちを聞きつつ全貌を把握しなければならない。つまり、「父をいつ頃からどんな点で憎んでいたのか？」「父を殺したくなったのは初めてか？」「前にあったとしたら、そのときはどうだったのか？」「今回、父を殺したいと思った最大の動機は何か？」などを聞き、背景の理解に努める。

②そのあとで、「父への憎しみは今後どうなるか？　どうなってほしいか？」「その思いが増える可能性と減る可能性は？」「憎しみについて、治療者にアドバイスしてほしいことは？」「父と折り合う可能性は？」といった未来志向的な質問もする。

③そして、父殺しの可能性について、「ふと、思いつきでそう言ったのか？」「前からそう思っていたが、計画しているわけではないのか？」「具体的に計画を練っているのか？」「実際に殺害する可能性はどのくらいあるのか？」などを尋ねる。

④さらに、「人を殺すことをどう思っているのか？」「殺人後、どういう結果になると思うか？」「周囲の人はどう言うだろうか？」「君の運命はどうなるだろうか？」とも聞いてみる。

⑤話し合いの結果、父への憎しみの理解の共有がなされると、「まあ、しばらくは我慢します」とか「実際は、殺したいというより殺したいほど憎いだけ」という話になることが多い。そして、焦点は父への憎しみをめぐっての話し合いに移る。

⑥もし実現の可能性がありそうな場合でも、殺人を犯した結果について話し合うと、「じゃ、次回の面接まではやめておきます」と言うことが多い。

⑦まれに、かたくなに「殺人計画」を主張し、次回まで待てないと言う患者もいる。そのときは、「悪いけれど、そういう場合は警察に連絡をしなきゃならない義務を負わされている。私としては、そこまでしたくない。何とかならないだろうか？」と持ちかける。すると、たいていは収まり、過去にこのような事例で警察を呼ぶことはなかった。もちろん、殺人事件も起こっていない。

(2) 治療者の責任を訴え、金品を要求してきた例

①次は、中年男子（事例K）の場合である。Kは躁うつ病で、筆者の治療を受けていたが、良好な治療関係が確立できず苦労していた。そんな折、Kがクリニックに、「お前のおかげで一〇〇万円損した。弁償しろ」と怒鳴り込んできた。

②事情を聞くと、うつ状態のときに出した抗うつ薬のせいで躁状態になり、一〇〇万円ほど余計な物を買ってしまったという。そこで筆者が、「あなたの病気は躁状態にもなるから注意するように、と言っておいたはずですが」と言うと、「そんなことは聞いていない。とにかく払うつもりがあるのかどうか聞きたい。払わないなら、このクリニックのことをめちゃくちゃに悪く言って潰してやる」と脅してきた。

③筆者は「今日は診察というより、訴えという形で来られたんですね？」と確認したうえで、「そう

いう訴えでしたら、たとえば医師会に専属の弁護士がおりますので、医師会へ訴えたらいいし、また警察にでもどこにでも行って訴えたらいいと思います。そのようなことはそうする規定になっていますので」と答えると、Kは「本当に訴えていいんやな。新聞にでかでかと載っても知らんぞ」と返した。筆者は「どうぞ。どうぞ。そのほうが私もすっきりするので」と言うと、Kはしかたなしに帰っていった。

その後、Kが筆者を訴えたという話は聞いていない。

3　「脅かし」への対策の要点

要点の第一は、まず冷静になることである。そして、それが緊急事態かどうかを判定する。緊急事態でなくても、危険なことが起こり得る可能性がどれくらいあるかを判定する。

そのうえで、まず事情を詳しく聞いて対処する。治療者はその際、患者が治療の一環として来ているのか、訴えだけで来ているのかを区別し、後者の場合は、公的機関を紹介するのが安全である。

第二二節　解説ばかりして実践しない人への対策

1　解説傾向は人間にとって普遍的なもの

解説ばかりして治療に向けて実践していこうとしない患者に出会うと、治療者はイライラさせられる。

ただ、実際の治療で大事なのは、イライラをひとまず横に置いて、この人はなぜ実践せずに解説ばかりしているのかを問うてみることである。さらには「実践せずに解説する」のも「解説するが実践する」のも「解説せずに実践する」のも「解説もせず実践もしない」のも、クライエントの基本的自由であり、最低限の権利であって、彼らなりの選択であることを忘れてはならない。

ただ、だからといって、治療者は何もしないわけではない。解説傾向の強い患者は異口同音に、「やろうと思うのですが、いざ机に向かおうとすると体が動かないの」「今日は大丈夫だと思って外出しようとしても、すごい恐怖が襲ってきて出られなくなる」「人に会おうと思っても、いざとなると緊張が強くなって避けてしまう」「翌朝は会社に行こうと思っても、朝起きてみると憂うつがひどく、とても起きられない」と言う。いずれも「何々したいけど、できない」式の言い方である。これは人間一般の傾向だが、患者には特に出やすい。どうすればよいか、少しまとめてみる。

2　解説優位傾向の患者と話し合う前の準備作業

①右のようなことを訴えられたら、治療者としてはまず、「それは確かに深刻な問題です。それであなたは、『したい気はあるけど、できない』というパターンから『できる』というパターンに変えていきたいということですか？」と聞いてみる。たいていの患者が「そうです」と答えるが、なかには「いや、もういいです」とか「今は無理です」と言う人もいて、その場合は深追いしないほうがいい。

②「できるパターン」に変えたいという人であれば、「それで今、そのことを面接の話題にしたいですか？」と聞く。大半の患者は「そうです」と言うが、「今はもっと大事なことがあります」と言

う人もいるし、迷って口ごもったりする人もいる。迷う人には迷う理由を聞けばいいし、「できるパターン」以外のことを話題にしたい人には、それに波長を合わせればいい。

結局、こうした話し合いは、是非治療実践ができるようになって、治りたい（治癒水準を上げたい）と願い、その話題を最優先したい人に一番有効なのである。

3　解説優位傾向患者への対応例

ここでは、人と話したいが緊張してできないという人（事例L）の例を挙げる。この患者Lはすでに、「緊張は人間にあって当然」「緊張を受け止めていくほうが緊張は緩和される」「緊張があっても、外出したり人と会ったりするほうがいい」と、理屈ではわかっていた。

①筆者は「人と会おうとするとき緊張するのは当然だという話でしたね」と患者に確かめたあと、「それでは、緊張したとき、どうするのがあなたにとって最良の方法ですか？」と聞く。患者はたいてい、「いや、出ていかなければならない、人と会わねばならないとは思っているのですが」と答える。

②そこで、「出ていって人と会うのが最良だということですか？」と聞くと、「そうです」と答える人が多いので、理由を確かめると、「社会的な利益とか自分の将来を考えた場合、そのほうがいい」などと答える。

③一応、理屈ではわかっていることを確かめた筆者が、「では、最良の選択をするかそれ以外の選択

をするかは誰が決めるのですか?」と尋ねると、「いや、自分だということはわかっているんですが、いざとなると逆のほうをとってしまうのです」との返事だった。

④「では、あなたの中には、出たい気持ちと出たくない気持ちの二つがあるんですね?」と確認すると、うなずくので、「出ないのがいけないとは言っていませんよ。いずれにせよ、二つのどちらをとってもいいのです。要は『できる・できない』ではなく『する・しない』の問題だと自覚するだけで一歩前進です。自分が外出できないと考えるより、外出しないことを選んでいると自覚できるほうが、はるかにいいですから」と話し、反応を待つ。相手がそれを認めれば、それはそれで評価する。

⑤Lは「できれば最良の手段を選びたい」と言うので、行動(決断)記録表をつけることを提案し、毎日自分がどのような決断をしたのかをチェックするように勧めた。この方法がLには合っていたようで、彼は外出して人と会うことを選択するようになった。

以上、解説から実践への切り替えは、それを望む人にしかできないこと、「できる・できない」の問題ではなく、「選択する・しない」の問題であることに気づかせることが重要である。そして、悪い選択をしたとしても、とりあえず患者が自分で決めたことを評価する。時には行動記録表が有効になる場合もあることを押さえておきたい。

第五章　絶望感への対処法

第一節　絶望について

1　絶望に向き合うことの重要性

治療中、患者・クライエントはしばしば絶望感を訴える。そして、それを聞く治療者も辛い気持ちにさせられ、ひどいときには、治療が行き詰まってしまったように感じられることもある。それゆえ、患者だけでなく、治療者も絶望感の出現を恐れ、絶望感を否定的に、歓迎しないものとして受け取る傾向が強い。

しかし、絶望は治療の転回点やチャンスになることもあるのである。もちろん、下手をすれば自殺など取り返しのつかない不幸な事態を招くことになるが、治療者は患者の絶望感を避けたり否認したりせず、常に絶望と向き合い、絶望に対して自分なりの深い知恵と工夫を身につけられるよう、絶望から学ぶ姿勢をとるべきである。

2　絶望とは何か？

そもそも絶望とは何であろうか？　それは「望みが絶える」ことであり「希望が失われる」ことだが、では、「望みが絶える」とはどういうことだろうか？　「望」を漢和辞典で引くと「遠くを見る」「待つ」「求める」「信用」「祈り」といった意味が出てくる。また「望」は「臣（目の形）＋人が伸び上がって立つさま」の会意文字で、さらに「月」と音符（亡）を加えた会意兼形声文字でもある。つまり「望」とは、「遠くの月を待ち望む」「見えないところを見ようとする」「ないものを求める」を意味するようである。また、「絶」は、「刀で糸や人を短い節に切る」ことを示すらしい。

　こう考えると、絶望は単なる失望、落胆、憂うつ、あきらめだけなく、「見通しがきかず、今の瞬間しか見えず、未来に目を閉じていること」であり、待つこと、願うこと、信頼すること、信仰することを失った状態ともいえる。また、「想像力の欠如」でもあり、孤立、孤独、寂しさにも通ずる。

　このように絶望とは、まさに人間の極限状態を指す言葉であり、キルケゴールが、「(死の内には無限に多くの希望があるが)絶望は死に至る病である(50)」と言ったのもうなずける。

　絶望は短所だけではない。不可能なこと(ないものを求める)に対しては絶望したほうがいいのであり、絶望を通して人間は賢く、忍耐強くなれるのであり、真の自分との出会いも可能にする。総じて、人生は絶望と希望の弁証法だと考えてもいい。絶望は、希望と同時に人生の宝なのである。

第二節　臨床(治療)場面での絶望

1　絶望の原因、きっかけ

(1)　絶望感をもたらすもの

　絶望の原因はかなり複雑である。たいていの場合、絶望に陥る前にはそれなりの歴史があり、その人の性格や状況、人間関係など、さまざまなものが関与する。時には、生活のしかたや身体状況も影響する。

　絶望感をもたらすきっかけも多種多様であり、人生はそれこそ絶望との闘いに終始するといっても過言ではない。それは、乳幼児期から学童期、思春期、壮年期、更年期、初老期、老年期のすべてにわたって生じる。

絶望感をもたらすものとしてすぐに頭に浮かぶのは、次のようなものである。

放置される、見捨てられる、まともな世話を受けられない、精神的・肉体的に虐待される、性的な虐待を受ける、いじめられる、孤立させられる、無視される、悪口を言われる、からかわれる、脅される、恥をかく、これまでの人生を受容できない、することが見当たらない、生きる意味を見失う。さらには、成績の低下、重大な失敗、自信喪失、ひきこもり、不登校、身体的欠陥意識（低身長、肥満、顔の傷など）、友達・異性からの裏切り、失恋、婚約破棄、中絶、ＤＶ（ドメスティック・バイオレンス、恋人や配偶者間の暴力）、自己愛の傷つき、存在基盤の喪失、自立困難、同一性獲得の困難、レイプ、重大な病気（癌など）、重大な身体障害（下半身麻痺、失明など）、慢性病、長期の入院・闘病生活、慢性疼痛、職場の重大なストレス、上司からの叱責、経済的苦境（莫大な借金、破産など）、深刻な喪失体験（近親者・友人の死亡など）、家庭内不和、離婚、子どもの離反、怪我、重大な被害（子どもが殺されるなど）、白らによる犯罪、重大な交通事故、老化、深刻な身体的痛み、自己否定、孤独な晩年なども絶望のきっかけとなる。実際にはもっと多彩であるばかりでなく、いくつものきっかけが絡んでいる場合も少なくない。

(2) 絶望の原因の大別

これらの絶望の原因を大別すると、①人間の嫌がること、出会いたくないこと、起こってほしくないことが降りかかってくる事態と、②当然と思われる最低限の希望（たとえば、贅沢はしなくていいからつつましく安らかに生きたい、など）さえ打ち砕かれる事態、の二つに分けられるだろう。別の言い方をすれば、①思いもよらない辛いことが生じる、②ごく自然なささやかな希望も通らない、という様態でもある。

人間は日頃、「人生は思い通りにはいかない。思い通りにいかなくても、その時々で適切に行動し、不適切な行動は控えよう」と思っていても、たいていは頭の理解にとどまっており、心の奥底や身体で納得しているわけではない。だから、今述べたようなことに実際に出会うと絶望に陥りやすいのである。

2　治療・臨床場面での絶望感の現れ方

では、実際の臨床場面で絶望感はどのように現れてくるのだろうか。実をいうと、心の病においては多かれ少なかれ、絶えず絶望感が底流に流れているように思う。ただ、臨床において大きく問題になるのは、絶望が全面的に現れたり、本人が絶望に支配されているときである。

絶望の現れ方は、次のように治療の段階によってさまざまである。

(1)　絶望感が初期に現れる場合

まず、治療の最初、または数回の面接中に現れてくる場合である。どちらかというと治療が進んでから出てくる場合が多いのだが、最初から絶望感を訴える患者もけっこう多い。

絶望感の中身・背景・歴史は百人百様であるが、いくつかのパターンがあるように思う。筆者なりに考えたパターンをいくつか挙げてみる。①それまでは幸せにふつうに生きてきたが、突然の失意・外傷・喪失・失墜・崩落と言った体験に圧倒されて絶望に陥った場合（予期せぬ失恋・裏切り、レイプ、重大な事故、深刻な病気、配偶者・近親者の突然死、浮気の発覚、突然の降格、破産・倒産、深刻な精神的危機など）、②青年期のような社会的自己の確立期に出会った不幸で悲惨な体験によってその後の生き方が悲観的になり、それが何年か続いて耐え難くなり、絶望に陥った場合、③幼い頃から不幸な状況にあり、思春期・青年期に深刻な絶望感に陥った場合（親の虐待、放置、両親の不和など）、④心の病の治療を続けたものの、治らずに絶望に陥った場合、など。

(2) 絶望感が治療中期に顕著になる場合

筆者の印象では、治療の中期になって出てくる絶望感も多く、影の部分の出現、逆転現象、見捨てられ不安、試し、甘え直し、反抗し直し、困惑などが特徴である。たとえば、当初、憂うつ感、不安、不眠、苦しさ、困惑（どうしていいかわからない）などの理由で来所した患者・クライエントが、治療者にその不安・辛さ・苦しさを理解してもらい、原因・背景・歴史に対する洞察を得て心が楽になり、気持ちが前向きになった頃に、突然、深い絶望感を訴えることがある。

その際、絶望感を直接訴える場合もあるが、別の表現をとる場合もある。つまり、治療者や家族への激しい怒り（時に暴言・暴力を伴う）、不信感、疑惑、被害感の形で現れることもあれば、大量服薬、自傷行為、自殺未遂、他害行為、過食・嘔吐、買物依存、浪費、見境なしのセックス、極度の精神不安定といった形で現れることもある。

こうした突然の「悪性の変化」は、治療者の予想内であっても衝撃であり、ましてや治療がうまくいっていると考え、悪性の変化を全く予期していなかった場合、治療者のショックは測り知れない。こうした現象は治療者にとって辛く、できれば避けて通りたいが、現実には重症患者であればあるほどよく出現する。しかし、適切に扱えば治療のチャンスにもなり得る。

さて、こうした「突然の（ように見える）悪化」はなぜ起こるのか？　それにはまたさまざまな要因が絡むが、いくつかの理由が考えられる。

①治療、カウンセリング、心理療法によって患者本人の自覚が深まるにつれて、深層に隠れていた影の部分が意識の中に浮かんでくる（怒り、恨み、人に言えない傷、自分でも気づいていなかった重大な秘密・心の暗部、今まで意識していなかった、すなわち自分で否認していた絶望感など）。この体験は衝撃的であり、治療者に打ち明けざるを得なくなる。

②患者・クライエントの多くは、治療者に合わせてしまい、治療者に気に入られたいと思っている。それゆえ、はじめのうちは「治療者に会ってよくなった」と言いがちだが、かなり無理をしていることが多い。しかし、無理が限界までいくと、今まで隠されていた部分・影の部分（絶望感・深刻な悲しみ・寂しさ・自己否定など）が表面にあふれ出てくる。要するに逆転現象である。

③患者本人は幼時から辛い目にあっており、両親や他者に対して深い恨みや不信感を持ち、生きることに絶望していることが多い。そして両親は、本人の深い絶望感に気づいていないか、気づいていても正確で深い理解のないことが多い。そんなとき、治療者が深いところまで正確に理解していけば、当然、治療者は患者にとって非常に重要な存在になる。そして多くの場合、治療者に引きつけられると同時に、「治療者を失うのではないか」「治療者に嫌われるのではないか」「自分の重すぎる過去を治療者は背負い切れず、逃げ出してしまうのではないか」「治療者から見捨てられるのではないか」「治療者は職業上、自分に関心を持っている振りをしているだけで、本当は何とも思っていないのではないか」といったさまざまな疑惑・不信が生じ、ついには絶望感として治療場面に現れてくる。

④治療者は、患者が今まで知っている人間（家族、他者）と違って不思議な人間である。不安や憂うつや辛いことを訴えたとき、ふつうの人間なら逃げ腰になったり切り捨てたりするのに、熱心に耳

を傾けてくれ、さらに熱心に聞こうとする。すると、患者のほとんどは「この先生（治療者）はどんなことを言っても受け止めてくれる。やっと聞いてくれる人が見つかった」という気持ちになり、どこまでも言いたくなる。ただ、治療者も生身の人間なので、聞いているのは辛く、逃げ出したくなる気持ちもわいきて、どこまで受け入れてくれるのかを患者から試されているような気分になることもある。もちろん、患者・クライエントには治療者を試す気はないと思うが、今まで受け止めてもらえず、理解されなかった「深い深い絶望感」を果てしなく表明するのである。

⑤治療が進み、治療者への信頼感が生まれてくると、今まで両親に受け入れてもらえなかった感情（甘える・すねる・反抗する・悲しみや辛さを訴える）を両親に期待するようになる。そうした感情の一つが「自分の中の絶望感の理解・受け入れ」なのである。

⑥患者（特に重症の）は、今まで生きてきた歴史の中で、人に理解されたり、受け入れてもらったりした体験がない。したがって、治療者にそうされるとうれしい反面、逆に、どうしていいかわからずに困惑し、疑いが深まって辛さが増すことがある。辛さの増大は絶望につながり、それが治療者に向けて表現されるのである。

(3) その他の現れ方

以上、深層や影の部分の出現、逆転現象、見捨てられ不安、試し、甘え直し・反抗し直し、困惑について挙げたが、これ以外にも絶望感が出てくる要因はいくらもある。治療者は、クライエントがどのようなことで絶望するのか、どのようなときにそれを表明するのかだけでなく、絶望感というきわめて人間的な現象そのものについて深く理解しておく必要がある。

絶望感は、治療後期や終期にも出てくる。その場合は、負担・課題の増大、病気の深まり、自覚の辛さ、疲労、身体病、空しさ、不慮の出来事、不十分な終結などが原因となることが多い。患者は治ってくるに従い、意欲や活動や人間関係が回復してくると同時に、しばしばそれに伴う負担や不安、辛さも増大する。治ることは苦しいことでもある。そのことに気づいていないと、「治っているのになぜ苦しさが増すのか？」という疑問が生じる。また、家族もそれを理解せずに、「治ってきたんだからもう少しがんばれば」といった発言をして、本人の絶望感を誘発することになる。治療者も同じで、「治ることは喜びだが他方で苦しさも増す」という事実を理解しておかないと、患者・クライエントを苦しめる結果になる（重症のうつ病患者は、治ったときは喜びを感じるが、すぐに活動しようとして負担を増やすことがある）。

また、治療が進んでくると、いろいろなことが自覚され、それこそ人間の業（破壊・否定・絶望元型のようなもの）に直面させられて、かえって病気が深まることがある。治療者がこの点を自覚していないと、患者の絶望感を深めることになる。

似たようなことだが、統合失調症の急性状態や精神錯乱状態が治っていくと、患者の自覚が深まり、それ以前の病的体験を振り返れるようになる。このこと自体は望ましいといえるが、自分の病的体験に直面させられた患者の衝撃は激しく、これが絶望感をもたらすときもある。

さらに、治療や心理療法はかなりのエネルギーを要する。患者は最初の頃こそ夢中になり、期待も膨らむ。また治療者も関心・興味を抱いて熱心になるが、治療はそう順調に進むものではなく、徐々にエネルギーの消費による疲れを感じ始める。また、治療は前進や後退、同じ作業の繰り返しとなることが多く、このことで、患者の当初の期待は縮み、疲労が増大し、絶望を呼び起こす。このように疲労は重大で（疲労自殺という現象もある）、甘く見ると、本人の絶望感を深める結果となる（この疲れの背後に糖尿病、肝障害、貧血、慢性感染症、悪性腫瘍、内分泌疾患、心不全、呼吸器疾患などの重大な身体病が隠れている場合もあるので、注意しなくてはならない）。

ところで、むなしさ（空しさ、虚しさ）という感情にも注目しておく必要がある。むなしさの一つの側面である「空」は、人間や世界の実相を表すものとして大変重要な概念であり、「空しさ」の自覚は人間が生きる原点でもある。そして、「空」の徹底的自覚と行動の果てに、「空しさ」が「非生産的な空」ではなく、「（とらわれのない）豊かで生き生きした、安らかで開かれた空」に転じる場合がある。しかし、多くの患者はそうはいかない。あるときふっと治療作業がむなしく感じられ、むなしさが否定的に働く。たとえば、「しょせん、治療なんてむなしいものだ。無意味だ」「人生はむなしく、大事なものなど何もない」「死んだら何も残らない」といったむなしさ、すなわち、「貧しく、苦しく、不安定で、閉じられた空」に取りつかれてしまう。これが絶望に至るのは、誰しも了解できるだろう。したがって、治療者はむなしさや空について深い理解を身につけておくことが望ましい。そして、患者が「貧しく非生産的で破壊的な空」に陥るのは、疲れているときや、治療が行き詰まったときに起こりやすい点に注意しておく必要がある。

また、治療中に不幸な不意の出来事や不慮の出来事が生じて、絶望に陥る場合もある。せっかく治療・カウンセリングでよくなってきたのに、近親者・家族の事故や突然死、本人の事故・怪我・病気、恋人や配偶者との不和・裏切り、友人との喧嘩、仕事や経済上の失敗などが起こると、今までの治療やカウンセリングの成果が一切崩れ、患者は「結局いくら努力しても同じなんだ。自分は立ち直れるはずがない」と感じてしまいやすい。そこで治療者は、患者・クライエントに不慮の出来事が起こる可能性を考慮に入れておくべきである。そして、これは印象だけだが、治療が進むと患者はいろいろなことをしたくなり、それで失敗することもある。また、治療が進展することでそれまでの人間関係や状況が変わることもあり、それに伴う事故も起こりやすくなるようだ（もちろん、たいていの場合は、治療の進展とともによい変化が現れる）。

それと、治療終了後に自殺や自殺未遂が起こる場合がある。「せっかく治ったのになぜ？」といぶかるむきもあるが、患者・クライエントのなかには、治療が終わることで「一仕事終えた」「もう何も残っていない。自分はこのまま消えるのがよい」と考え、自殺を選ぶ人もいる。治療終了後でもいいから打ち明けてほしかったと思うが、彼らは「一応、自分でやれることはやった。これ以上、先生（治療者）に迷惑をかけたくない」という気持ちになるらしい。これをどう考えるかは難しい問題だが、筆者の感覚では、やはり不十分なまま治療を終了したのだと思われる。「治った」ということの真の意味は、それで終わりではなく、「治療者との作業は一応終わったが、それは新たな始まりだ」という感覚を患者が持てることだろう。したがって、治療終了後に自殺しそうな予感がしたら、迷わず話し合ったほうがよい。

筆者は、治療の終了時（別れの前）に、「治療が終わったあとで自殺を試みる人がいるが、そのことをどう感じるか？」といった問いを挟みつつ、話し合うことにしている。幸い、話し合いをして別れた患者に自殺企図の現象は見られない。

いずれにせよ、治るとは新たな苦しみが生まれることであり、絶望感や自殺の可能性を増やす側面がある。治療者・カウンセラーは、この点をしっかり自覚しておくことである。

3　絶望感への対処法

それでは、治療者は絶望感に対してどのように向き合えばいいのだろうか。筆者の行っているささやかな試みを述べてみたい。

(1)　絶望に対して聞き入る

患者・クライエントから、絶望感やそれに関連する失意、落胆、憂うつ、自暴自棄、希死念慮の感情を向けられたら、並の治療者はやはり憂うつになり、辛くなってしまう。そして、できれば早く立ち直ってほしいと感じ、絶望に関連した話を避ける傾向がある。

ただ、根深く深刻な絶望感の場合（たいていの絶望感はそうなのだが）、治療者がその話題を避けたり、安易に「そんな暗いことばかり考えずに、明るく希望にあふれることを考えましょう」などと言ったりすれば、本人は理解されていないと考え、絶望感をいっそう深めてしまう。また、「自分の失意、落胆、絶望は、先生（治療者）の手に余るほど深刻なのか」と考え、ますます絶望の中に沈み込む。そして、患者はそれを治療者に伝えられず、限界を越えたところで自殺やその他の深刻な行動化に走るのである。

したがって、患者・クライエントから絶望感を訴えられたときは、まず、その絶望について聞き入り、理解することが大事である。また、そのときの心構えとしては、「絶望感を聞くのは辛いが、これが治療上の重要な作業なのだ」「絶望は危機でもあるが、本人をより深く理解し、治療の進展を図る絶好のチャンスだ」という認識が重要だろう。要するに、絶望感を尊重する気持ちを持つことである。

(2)　絶望感の聞き方

絶望感についてはふつう、その絶望の内容、背景・原因・歴史などを聞いていき、全貌を把握するのが望ましいが、これは簡単な作業ではない。聴取困難の原因には、患者側・治療者側双方の要因が入り交じっている。

まず、患者側の要因だが、患者は絶望についてあるところまで語ったあと、急に口を閉ざしてしまうことがある。また、語り出しても内容がばらばらで、ついていくのが難しいことがあるだけでなく、突然怒り出したり混乱したりして、聴取が困難になることがある。

原因としてまず挙げられるのは、患者側の迷い・葛藤であって、患者・クライエントは一方では語りたいが、他方ではあまり語りたくないものである（「絶望感について話したいし理解してもらいたいが、このひどい絶望感を先生はわかってくれるだろうか？　あまりの絶望感を聞いて、私を投げ出すのでは？」「最初はよかったけど、しゃべっているうちに、自分の絶望状況がこんなにひどいものかとわかって嫌になった。もうあまり語りたくない」といった、絶望を語ることに対するアンビバレントな気持ち）。それ以外に、患者が絶望感に追い詰められて理路整然と話せないこともある。また、絶望感の洪水に押し流されてますます語りにくくなっていることもあれば、語りたいがうまく表現できず、治療者に引き出してもらいたいと望んでいることもある。

したがって、治療者は患者の状態や感情をよくとらえて、患者が話したいときには話させる、話したくないときには様子を見る、質問してほしそうなときは適切な質問をして引き出す、質問されるのがしんどそうであれば控える、話が混乱しているときは適度に整理するなど、患者の状態に波長を合わせ、共同で絶望感の探求に向かう必要がある。患者の気持ちがわからないときは、「少し質問していいですか？　それとも今は控えておきましょうか？」と聞いてもいいが、様子を見るだけのほうがいい場合もある。患者にとっては、質問そのものが負担になるときもある。

ただし、治療者が患者の絶望感を尊重できなかったり、関心を持てなかったり、患者の絶望感に圧倒されるだけで適切に扱えないときなどは、患者は絶望感を語りにくくなる。治療者の責任も大きいのである。

(3) 絶望感の適切な語りがもたらすもの

もし絶望感が適切に十分に話されれば、患者・クライエントの重荷・絶望は軽くなり(「話す」は「放す・離す」に通じる)、また、自分の絶望感の背景・歴史が明らかになることでいろいろな疑問が氷解し、少し楽になる。また、過去が整理されることで未来に目を向けられるようにもなる。人間は過去がいかに悲惨であっても、それを生き抜いてきたという軌跡(奇跡)に光が当てられることで、自分自身も明るくなり、未来に光明が射す。それがたとえ微光、曙光であっても、希望の輝きの芽生えになる可能性があるのである。こうして話が未来に移っていけば、当然、望ましい未来像やそれの促進・妨害要因について話し合っていけばよい。

絶望や絶望についての個人史を語り合う中で、患者は「本当の自分」「真実の自己」に出会える可能性が出てくる。特に「他人は絶望的状況(裏切り、失恋、傷つき、喪失、苦境など)を受け止められるのに、自分はなぜ受け止められないのか」という課題を考えていく過程で、自分を表面的・外面的にだけでなく、内面的に深く考え、自分のさまざまな面がわかってくる。つまり、単なる見た目だけの自分でなく、多種多様な自分(それらの総合が「真の自己」である)を発見するチャンスが生まれる。言い換えれば、「危機に出会うことで、本物の自分と出会う」「本物の自分の真価が試される」ことになる。

また、絶望やその歴史について語ることによって、患者は絶望という現象をさまざまな角度から考え始め、自分の心の中身や自分を取り巻く外的状況を見つめ始める。また、それらに関する連想も湧く。つまり、観察力と想像力が開発される。そこで、「正確で客観的な観察力」と「自由自在の想像力」との増大が絶望の重大な治療ポイントとなる。そしてこの二つは、絶望感や心の病の治療促進要因というだけでなく、人生を生きやすく、楽しく送るための重大な要素なのである（「狂気は想像力の欠如である」という命題はこのことを指す）。

絶望に陥っている人の多くは、その絶望の瞬間に釘付けになっており、いわば視野狭窄になっているので、絶望を出発点にして過去や未来に対する思いを引き出すことで、視野が拡大し、その結果、希望の種になる場合がある。

さらに、絶望に陥っている人はすべてを悪いほうに考えがちである。これはある程度やむを得ないが、治療者がその点を十分に理解しながら話を聞いていくと、自分がそのような「否定一辺倒思考」に陥っていることに気づき出す。そこで治療者は、その思考・認知スタイルを否定するのではなく、その認知スタイルのプラスとマイナスについて考えさせる。すると多くの患者は、否定一辺倒ではなく、よい点も見ていこうという姿勢に変わる。

同じことだが、絶望感に苛まれている人は、自己否定、自己嫌悪、他者否定、他者不信のかたまりになっている。「そんなに悪くとらないで、もう少し自分を大事にしたら？」とつい言いたくなるが、そう言われれば、患者は「自分の苦しさをわかってくれない」と非常な圧迫を感じ、状態が悪化することが多い。このような場合は、患者の自己否定を尊重し、その内容や歴史を詳しく聞き、理解に努めるのが治療的である。すると患者は、自分の辛い自己否定を初めて受け止めてくれた治療者に「よき感情」（信頼感の芽生えともなる）を抱き、治療者肯定→他者肯定→自己肯定（の芽生え）へと進むことができる。そして、自己肯定と「自分の可能性の発見」とが良循環的に増大していくのである。

(4) 絶望感の緊急度の見立て

もちろん、今述べたように進まないことも多い。特に疲労や苦痛や視野狭窄がひどいとき、絶望感は自殺やその類似行為につながる危険性がある。患者は、「死んで早く楽になりたい」「苦しみの根源である自分を消したい」「どれだけ自分が苦しんでいたかわからせてやりたい」などの気持ちに大きく支配されているのだ。

もし、絶望感が持ちこたえられないほどひどく、緊急度を伴っていたら、筆者は入院を勧めるか、家族のもとで暮らすように助言をする。本人がそれに応じず、話し合いができない場合は、家族に連絡して安全の確保を依頼し、通院やカウンセリングを勧める。家族が「自信がない」と言ったら強制入院や保護入院もあり得る。

独り暮らしをしている患者は特に大変である。そのような場合は、前にも述べたように救急車を手配する、警察に通報する、遠方にいる家族・近親者に連絡をとる、などが必要となる。

ある二〇代の女性クライエント（事例M）は、大量服薬やリストカット、親への暴力や過食・嘔吐、買物依存を繰り返し、何度も入院したが、四〜五年間の心理療法で少しずつ改善した。その矢先、診察中に突然の電話があり、「今すごく絶望している。今すぐ死ぬ」と言ってきた。筆者は緊急事態であると判断し、診察中の患者に断りを入れて事情を聞くと、彼氏と喧嘩して、「もうおまえ（M）とは付き合えない」と言われて大ショックを受け、死ぬことしか考えられない様子だった。そこで筆者が「緊急に診察を受けに来てほしい」と言うと「とても行けない」とのこと。しかたがないので「次の診察（または面接）まで待てないのなら、あなたの命を守ることが先決だから救急や警察に連絡する」と伝えると、「それは恥ずかしいからやめてほしい」と答えた。しかし、「自殺はしない」とは約束しない。そこで筆者は、「診察が終わったらこちらから電話する」と言って電話を切った。

こうした対応に納得して電話を待つ患者もいるが、Mは承知せず、何度も電話をかけてきた。電話の受付スタッフは困惑し、筆者も他の患者の診察が困難になった。そこで救急本部に電話をし、「自殺すると言っている患者がいるので救助してほしいが、その前に電話をして様子を見てからがいいと思います」と依頼したところ、救急から「自殺は思いとどまるので、救急車は来ないでください」と言われた、との連絡があった。Mは後日、「あのときはショックのあまり死にたくなって先生に頼ってしまったが、今度からもう少し冷静になりたい」と言い、以後、Mからは自殺予告の電話はなく、現在は、見捨てられ感と絶望感にどう対処したらいいかを繰り返し話し合っている。

Mの場合は救急機関の介入でことなきを得たが、深い絶望感に陥っている患者の場合、こうしたことが起こる可能性を常に念頭に置いておく必要がある。

いずれにせよ、絶望感を抱えている患者に対しては、緊急度の見立てと、緊急時の対策について策を練っておくべきである。

(5) 絶望感のかすかな現れを見逃さない

先述したように、絶望感は、一刻も早くそれを吐き出したいが、いざとなると言い出しにくいという二つの面を持つ。

言い出しにくい理由は先ほども触れたが、告白すると治療者から見放されないか、厄介者と思われないか、手に負えないと判断されて他に回されないか、正面から受け止めてもらえるか、正しく理解されるのか、適切に対応してくれるか、言っても傷つくだけではないか、いったん話すと際限がなくなるのではないか、といった疑念から、自分としても辛い部分をさらけ出したくない、といった思いまでさまざまである。

治療者は、こうした患者の気持ちをよく理解し、波長を合わせるように心がける。すなわち、無理に絶望感を聞き出すのはよくないが、奥底にある絶望感に敏感になっている必要がある。

患者にとって、絶望感を全く表現しないことは困難であり、しばしば何らかの形で現れる。憂うつ、失意、失望、沈み、落ち込み、落胆といった絶望感に近い表現もあれば、イライラ、不満、怒り、焦り、困惑、自暴自棄といった表現もある。あるいは身体的な現れ（疼痛が多い）や自傷行為となって現れることもある。

いずれにせよ、沈んだ暗い表情をしたり、患者の口から「疲れた」「むなしい」「もうだめ」「生きていてもしかたない」「早く楽になりたい」「逃げ出したい」「どうしていいかわからない」「したいことが何もない」といった言葉が漏れてきた場合には、原則として一度は取り上げ、本人の絶望感がどの程度かを探るのがよい。ただし、「その疲れやむなしさについて、もう少し聞いていいですか？」と断りを入れるのが安全である。

このように、治療者は患者の背後の気持ちや絶望感に敏感でなければならず、話すかどうかの選択権は患者にあることをそれとなく伝え、話し出したらきちんと受け止めるなどして、患者が絶望感を言いやすい雰囲気を作ってあげることが大事かと思われる。

(6) 絶望感の尊重・理解・受容・共感

治療者にとって患者の絶望感の表明は苦痛かもしれないが、尊重し、大事に扱っていく姿勢が重要である。すなわち、患者が絶望感を訴え出したら、それを貴重なものとしてひたすら傾聴することが望ましい。

そして、患者の置かれている外的状況・内的状況の把握や理解に努める必要がある。「患者があまりにも辛い話をするので思わず泣いてしまった」という治療者がいたが、それはそれでかまわない。絶望感を訴えられても表情一つ崩さずに冷静に対応する治療者より、よほど人間味があると思う。これを共感過剰とか「患者に巻き込まれている」と言う向きもいるかもしれないが、少しくらい巻き込まれるほうが治療的にプラスになることが多い。大事なことは、巻き込まれていることの自覚と、巻き込まれてもかまわないという覚悟だろう。

筆者は、ある事例（事例N）を思い出す。Nは母一人子一人で、母とずっと苦楽を共にし、いろいろな心理的ハンディも母のおかげで乗り切ってきた。しかし、Nが四〇歳にさしかかったとき、母が突然、事故で亡くなった。しばらくは信じられなかったが、そのうち激しい喪失感と絶望感に襲われ、何度も自殺未遂を繰り返したのち、筆者が心理療法を受け持つことになった。彼女の話を聞いているとまさに母と一心同体で、母なしで生きていくのは不可能に近い感じで、訴えも終始、絶望感に関連することだった。ただ筆者には、彼女がカウンセリングに来ていながらも、自分だけで絶望に浸っているように感じられた。そこで、「あなたはどうも、貴重な絶望を一人占めしている。私にも少し分けてもらえませんか？」と聞いたところ、Nは驚いたような表情をし、茫然とした状態になった。少し落ち着いてから話を聞くと、「自分がいかに母との狭い世界の中に閉じこもっていたか」「母なしで生きていくことをいかに恐れていたか」に気づいたようだった。その後、Nは治療者とのつながりを感じられるようになり、やがて少しずつ自立し、現在はある真面目な男性と付き合うことで絶望感から自由になりつつある。

(7) 絶望の状況、原因に対する相互検討とその対策

治療者が絶望の内容や歴史を聞き、理解・共感するだけで患者は絶望から解放される場合もあるが、絶望をもたらす要因とそれに対する検討、対策を話し合うことも大切である。すなわち、絶望感を強めているもの、和らげるものを検討し、絶望の原因の中で減らせるものと減らせないものを区別し、減らせる要因は減らす工夫をし、容易に減らせないものはそれとの付き合い方、受け止め方を探求することが求められる。

たとえば、絶望感を強めるものには、冷静になれずに絶えず憂うつ・不安に苛まれている状態、不眠の苦しさ（絶望は安らぎを奪うので、たいていの患者は睡眠障害になっている）、気力低下・体力低下、乱れた生活（昼夜逆転）などがある。これらは絶望によってもたらされたものだが、同時に絶望を強化するものでもあり、この悪循環が患者を苦しめるのである。

対策としては、抗うつ薬、抗不安薬、睡眠導入剤を使って冷静さや安らぎを回復させていくのもいいし、同時にリラクセーション法（ツボマッサージ、呼吸法など）を学んでもらうのも有用である。また、漢方薬を使って体力を回復することも大事である。絶望は決して心理的なものだけではない。絶望における身体の役割や心身相関の重要性を理解しないと、絶望感への取り組みが難しいこともある。先述したように絶望の背後に重大な身体病が隠れている場合もあるので、その発見と治療が必要である。

また、生活が不規則になっている場合も多く、治療者は患者と話し合いながら、適切な生活の組み立てを考えておく（夜は寝床に着く、昼は可能な限り起きている、また単純な運動や作業をするのがいいようである）。実行すれば身体が本来のリズムを取り戻し、ひいては脳や心の活性化につながり、絶望を和らげられる場合がある。大事な点は、心は絶望していても「身体は絶望していない」という点の理

解である。

また、身体の問題だけでなく、本人を取り巻く人間関係や社会・経済状況も考える必要がある。たとえば、家族や周囲が本人の絶望感を理解していなかったり、理解が表面的だったりすると、本人は本来の絶望に加えて周囲の無理解というさらなる絶望を味わわされることになる。この場合は、周囲（家族ほか）と本人による合同面談が有効なことが多い。周囲は本人の深い絶望感に気づき、本人は周囲の人の気遣いや愛情を感じるので、両者にとって治療的である。

また、経済的困窮なども絶望感を強めるので、治療者はケースワーカーなどと協力しながら、経済的・社会的援助の道を探る必要があり、これで立ち直った例も多い。

いずれにせよ、絶望感を和らげるためには、減らせる絶望感は減らすように工夫するのが自然だろう。

(8) むなしさに対する取り組み

絶望感と関連する訴えとして、「むなしい」という言葉が患者・クライエントから発せられることも多い。「生きていてもむなしい」「何をしてもむなしい」「何かしても最後は死ぬだけなので、すべてがむなしい」「努力も希望も名声も活動も恋愛もすべてむなしい」「この治療もカウンセリングもむなしい」といった具合で、これに対する取り組みは非常に大切だと思われる。

(a)　むなしさ（空）の二つの意味

「むなしさ（空しさ・虚しさ）」とはいったい何か？　「むなしさ」はふつう、「何もない」「からっぽだ」「中身がない。実体がなく嘘ばかり」「「何も得ることがない」「空虚だ」「何も残らない」「無意味だ」「うつろだ」「生気がない」「意義がない」「無価値だ」といった否定的な状態にとらわれやすい。

しかし「空」とは、ネガティヴな意味だけでなく、「一切のものは空であり、すべてはゼロである。

一切のものは因縁によって生ずるもので、不変の実体はない」という悟りの境地を示すものでもある。私たちはこの「空」を自覚することによって、一切の執着から自由になる道が開かれ、こだわりの少ない人生が可能になるのである。この境地でいれば、仕事、遊び、勉強、人間関係、運動などをするとき、「目標達成」「よりよいもの」「援助・治癒・成長」などを目指しつつ、それにとらわれず、活動の瞬間瞬間を楽しめるようになる。大乗仏教の根本原理である「空」と「菩薩行（慈悲の行為）」が矛盾なく両立するのもそうした所以である。むなしさ（空しさ、空）とはすばらしく貴重な考えであり、私たちはこれを知ることで、完全主義や絶対化思考から解き放たれ、楽に生きることができるのである。

(b)　臨床・治療場面における「むなしさ」に対して

筆者は、「むなしさ」を「貧しく閉じられた苦しいむなしさ」と「豊かで開かれた安らかなむなしさ」とに分けて説明した。そして治療上でも、このことを念頭に置いて接するのが適切なように思われる。「むなしさ」への接し方に一定のマニュアルがあるわけではないが、一つの例を示しておく。

①患者がむなしさを訴えてきたら、その内容を傾聴し、理解に努める。
②たいていの場合、患者の言うむなしさは、前者の「貧しい空」であり「無意味な空」である。
③しかし治療者は、いったんは「何もかもむなしい」という患者の訴えや考えを受け入れる。
④受け入れたあと、「豊かな空」の考えを提示し、そのことについて患者と話し合う。
⑤ほとんどの患者がそれを受け入れる（というより、今までこのテーマをめぐって数百人の患者・クライエントと話し合ったが、全員が賛成した。ただ、筆者は盲目的に「豊かな空」を信じ込んでいるわけではない。誰か、筆者の「豊かな空」に生産的な反駁を加えてくれる人が出てくるのを待っ

ている。筆者の「豊かな空」がいっそうの確かさを獲得するチャンスになるからである)。
⑥賛成が得られたら、「貧しい空」でいくのか「豊かな空」でいくのかの話し合いになる。たいていは「豊かな空を目指したいが、もうできない。もう疲れた。自分にそんな力はない」と言うことが多い。
⑦その場合は、できない事情、疲れの内容、自分を無能力とみなす理由について、引き続き話し合うチャンスが生まれたと考え、相手と波長を合わせながら、じっくりその探求に取り組んでいく。
⑧そして、探求に取り組んでいるうちに、患者は治療者との交流や自己探求そのものに価値を見いだすことになる。つまり、「(治療者との)つながりは命」「自己の歴史は宝物」といった感覚が湧いてきて、次第に絶望(むなしさや「貧しい空」)からの解放が可能になる。また、「人生がむなしいのは当たり前だが、むなしいなりに納得した生き方をしよう」という「豊かな空」の生き方ができるようになってくる。要するに、「むなしさ」を受け止められるようになるのである。
　もちろん、必ずしもうまくいくとは限らないが、そうでない場合は話し合って、患者や治療者の想像力が広がるチャンスにすればいいだろう。

⑼　寂しさ・孤独感に対する取り組み

絶望感について話し合っていくと、患者の孤独さ、寂寥感が浮かび上がり、本人から深刻な「寂しさ」や「孤独感」の訴えが出てくる。

　この場合もガイドラインがあるわけではないが、まずは本人の「寂しさ」を尊重し、寂しさの内容を教えてもらうという作業が始まりになるだろう。寂しさの背景や歴史について話し合ううちに、本人は自己の対人関係や自己自身について新たな発見をしていく。また、「他者から相手にされないのではなく、自分のほうから身を引いている」といった貴重な洞察が得られることも多い。そして何よりも、治療者との話し合いそのものが本人の孤独感を癒し、治療者との関係を支えに新たな対人関係の獲得や対人関係の見直しへと向かっていく契機となる。

また、「実は孤独というものは、他者にわずらわされず、自分だけで穏やかに生きられる最高の活動である」と、「孤独の大切さ」に気づくいい機会にもなるようである。A・ストー[51]は「孤独には積極的に評価すべき多くの機能がある。そういう孤独の果たす機能によって、人間は死別することだけでなく、人生における他の形の喪失や過激な変化と折り合いをつけて、心の平衡を保つのである」「孤独は想像力を活発にする機会を与えるのであり、想像力を使うことが、人類に繁栄をもたらしているのである」と述べている。このような孤独の重要さを、患者と共に噛みしめるべきだろう。

⑽　手遅れ感に対して

患者・クライエントは、カウンセリングや心理療法中にいろいろなことに気づいていくが、同時に、「もう少し早くこのことに気づいていたら」とか「今さら手遅れだ」と言うことが多い。

それを聞いて戸惑う治療者もいるかもしれないが、筆者はこれを治療のチャンスだと考える。なぜなら、手遅れ感の背後には「早目にこうしたかった」という希望が潜んでいることが多いからだ。

そこで、この手遅れ感を貴重なものとして扱い、手遅れと考えざるを得ない事情を聞いていき、本人の手遅れ感の理解に努める。そのうえで、「もう手遅れだとして、いつ頃なら手遅れではなかったですか?」「もしやり直せるとしたら、いつ頃に戻りたいですか?」「やり直すとして、どのようにやり直したいですか?」「やり直した場合、あなたの未来はどうなったでしょうか?」といった問いを適宜はさみながら、本人の想像力を刺激していくことが大事だろう。

決して押しつけにならないように注意しながら、「『人生は気づいたときが出発点』という言葉がありますが、このことについてどう思われますか？」と聞くのもいい。また、「あなたが六〇歳になったとき、『もう手遅れだ』とか『こうしておけばよかった』と思わなくて済むためには、今どうするのがよく、どうするのがよくないですか？」という質問を投げかけるのもいいだろう。

いずれにせよ、大事なのは「手遅れ感」に対する十分な理解・共感を軸に、本人の想像力を広げることである。

⑾　絶望から脱出させるもの

絶望を軽くするものとして、さらに思いついたことを述べてみる。

一つは、今送っている日常の平凡な営みを貴重なものとして受け止めることである。絶望感に苛まれている人には考えづらいかもしれないが、食べられること、眠れること、動けること、会話すること、用事をすることなどは、そうできない状態に比べ、まさしく貴重なものである。道元は「日常の所作の中に悟りがある[52]」と大変重要なことを言っているが、まさに「人生に雑用はない」のである。ただ、絶望感に打ちひしがれている人は実感するのが難しく、話し合う機会を待たなければならないが、それにはまず治療者自身が日常生活の貴重さをわかっていなければならない。

二つ目は、この瞬間この瞬間を大切にすることである。道元は「而今の山水は、古仏の道現成なり[53]」(今、この瞬間にある世界こそ悟りそのものである)」と記し、ランボーは「僕は見た。永遠を！　海と溶け合う太陽を！[54]」と叫んだ。現在の一瞬を大切にできれば、絶望感から自由になれる。しかし、絶望に苦しんでいる患者・クライエントにはやはり理解しづらく、治療者はこれを話題に出す一瞬のチャンスをつかむことが大事である。治療者は、華厳経[55]の中の「瞬間は永遠である」という言葉の重みを噛み締めるべきだろう。

三番目は、繰り返しの大切さである。人生はある意味、繰り返しの連続である。この反復・繰り返しに意義を認めにくい人は、絶望に陥りやすい。逆に、絶望感にはまり込んだ者は、繰り返しを無意味だと考えやすい。

しかし、筆者に言わせれば、繰り返しに意味や意義を認められない人は、反復的営みの奥深さ・微妙さ・繊細さを理解できない人である。キルケゴールやハイデッガー[56]が言うように、現在の営みは、たとえ過去の繰り返しであっても、かつて存在した実存可能性への自由な応答として未来志向的である。そして、ニーチェが「永劫回帰」(すべてのものは、これからも繰り返されるであろうし、これまで起きたことも、今までの繰り返しである)の思想を高らかに宣言したように、回帰・反復・繰り返しは、人間も自然も行っている非常に貴重な営みなのである。

もう少しわかりやすく言ってみよう。大リーグで活躍中のイチローは三〇〇〇本安打を達成したが、それを単なる繰り返しといえるだろうか。ヒットの一本一本にはイチローの魂がこもっているはずである。また、三〇〇〇本のヒットの裏には、数百万にも及ぶバッティングの練習があり、その一振り一振りは微妙に違うだろう。たとえ過去の打ち方を手本にするにせよ、新たな一振りには現在の思いが加わり、未来へとつながっていく。これはテニスにもピアノにも碁にも通ずることであり、毎日の夕食作りも同じだといっていい。

しかし、絶望している人にはこの反復の意義が理解しにくい。そこで、無理に理解させようとするのではなく、彼らが繰り返しをどう思っているか、どういう点で意義を認められないかを探るのが治療的である。ただし、それを可能にするためには、治療者が繰り返しの意義を心底から理解している必要がある。

四つ目は感謝ということである。私たちはふつう、自分の意志で生きているように思っている。これは一部では正しいが、生かされているという考えが抜け落ちている。

具体的にいうと、私たちが生まれてきたのは自分の意志ではなく、現在生きていられるのも自然や他者の助けがあってこそである。この自然や他者の恩に感謝できる人は、たとえ大変な困難に出会って絶望を感じても、絶望にとどまることはない。ヨブのように「絶望もまた神が与えてくれた貴重な経験である」[57]と感謝して、「絶望から出発する」に違いない。

絶望感に苦しみ、絶望に釘付けになっている人の心には、感謝どころか、世界や他者や自分自身に対する不信や恨み怒りなどが充満している。したがって、「生かされていることに感謝を」などと言っても、通じないどころか反発を買う可能性があり、すぐにはそれを持ち出さないほうがいい。ただ、治療者が患者・クライエントの訴える絶望に出会い、それに取り組めていることへの感謝の気持ちがあれば、患者にもそれが伝わり、「生かされていることや死ねることの大切さ」への感謝の念が自然と湧いてくるものである。もし湧いてこなければ、治療者は今までの治療関係や治療過程を見直す必要があるのだろう。

第三節　絶望感への取り組みの事例

以上、絶望感とその取り組みに対するささやかな私見を述べたが、絶望の治療は実際にはどのような形で行われるのだろうか。それを三例ほど紹介する。

1　事例O（六〇歳の女弁護士の失恋・絶望からの回復過程）

(1)　筆者との出会い

(a)　Oの訴えと症状（不眠、うつ状態、多彩な身体症状）

筆者がOと出会ったのは一〇年ほど前のことで、紹介によってOが筆者のクリニックを受診したときである。Oはひどく疲れた様子で、表情も暗く、憔悴しきっている状態だった。また、疲れ果てているのにイライラして落ち着かず、受付に何度も「診察はまだですか？」と聞いてきた。

早速Oの話を聞くと、とにかく不眠を何とかしたいということだった。寝つきにくいだけでなく、眠りも極端に浅く、夜間にたびたび目が覚めて、夜が地獄だとのこと。また、「睡眠薬をたくさんのんでも全く効かない。もっと強い薬を出してほしいが、これ以上増やしたら自分の体や脳がどうかしてしまうのではないか？」という心配も訴えた。筆者が昼間の様子を聞くと、一年前から弁護士活動を休んでおり、日中は何をするわけでもなくぶらぶらしているという。さらに聞くと、昼間は憂うつで何もする気がなく、何かしてもすぐにやめてしまい、興味・意欲・関心が著しく低下しているようであった。それなのに横になっているとじっとしていられず、うろうろ歩き回るありさまで、まさに「活動も休息もできない状態」であった。

さらには、頭痛、めまい、吐き気、食欲不振、口の渇き、腹部膨満感（おなかが張ること）、動悸、呼吸困難（息苦しさ）、身体のだるさ、極度の疲労感、頻尿（おしっこが近くてしょっちゅう行くが、全然出ない）、しびれ感、脱力感（身体に力が入らない）など、身体に関する多彩な症状を訴えた。

また、頭は働かず、考えることは暗いことばかりで、「こんな自分に嫌気がさして、もういっそのこと消えてしまいたい」と、希死念慮を思わすような言葉も出てきた。

いずれにせよ、心身ともに大変苦しいだけでなく、夜も昼も地獄の責め苦にあっているような状態だと想像したので、「いろんなことで苦しんでいるようですが、とりあえずいちばん改善したい点はどれですか？」と聞くと、やはり「熟睡したい」という返事だった（このように焦点を絞り、治療目標を明確にすることは、大事な治療ポイントの一つである）。

(b)　病歴と治療歴の聴取

そこで、不眠や睡眠の歴史を聞くと、「一年前までは薬なしでもよく眠れたが、あることをきっかけに不眠が始まった」とのことだった。最初は軽く見ていたが、だんだん苦痛がひどくなったので、知り合いの内科医に睡眠薬をもらい、当初はそれで眠ることができた。しかし、徐々に薬が効かなくなり、睡眠薬の量が増えていった。心配になった内科医は、友人の心療内科医に紹介したところ、うつ病との診断を受け、抗うつ薬や抗不安薬が追加されるとともに、「しばらく仕事を休むようにしなさい。三か月で回復しますから」と言われた。薬が追加され、休養をとったことで少しは楽になったが、すぐに苦しさが増してきた。また、仕事を休んだのはいいが、暇を持て余す状態だった。彼女はゴルフをし、シャンソンを歌うことも好きだったが、少しも楽しくなくなり、やる気も失せていった。いずれにせよ、回復しないどころかますます悪くなり、三か月が経った。Oは「三か月で治るということでしたが、どうなっているんですか？」とその心療内科医に言うと、医師に「どうも、あなたのうつ病はかなり複雑で、私の手に負えません。専門の精神科医のところに行ってください」と言われ、別の医師を紹介された。

Oはその言葉を聞いて、「この心療内科の先生はうつ病治療の専門家だと聞いていたのに、その先生に投げ出されるなんて、私はよっぽど重症なのかしら？」と打ちひしがれた思いになり、指示されるまま、次の精神科医を訪れた。不安な思いで相談すると、丁寧に話を聞いてくれ、少し楽になった。ただ、その先生との蜜月状態はあることがきっかけで崩れ、喧嘩別れのような形で終わり、彼女の状態はさらに悪化していった。

それからのOは、有名な精神科医を何軒か回るような生活が続き、そのたびに薬が増え、最後に筆者のもとに来たときには、睡眠薬が五種類、抗うつ薬が四種類、抗不安薬が三種類、おまけに精神病の薬まで二種類つけ加わり、さらに副作用止めや便秘薬、ビタミン剤などまで含めて二〇種類近くになっていた。

(c) 睡眠や不眠をめぐる話し合いと不眠への対策

この話を聞いて、筆者は溜息をつくと同時に、彼女の苦しみがひしひしと伝わってきた。そこで、「これだけ多くの医者にかかって努力をしているのに、なかなか治らない。いや、むしろ悪化しているというのは本当に辛いですね」と伝えると、「本当にそうなんです。でも、今の先生の言葉を聞いて安心しました。前に、ある精神科の先生にドクターショッピングだとか言われ、ひどく傷ついたことがあったのですが、先生は私を叱るどころか、私の努力をほめてくださり、ほっとしました」とのことだった（筆者はもちろん、ドクターショッピングを無条件に肯定しているわけではない。しかし、まずは彼女の治療的努力を評価することが心を和らげることになると思い、そう言ったのである）。

その後、不眠について話し合い、とりあえず何時から何時まで眠れるのが理想か聞くと、夜の一一時から朝の七時と答えたので、以下のことを伝えて本人の反応を待った。

①目を閉じて横になっているだけである程度の睡眠はとれている、という重大な事実を認識すること。これを知らずして眠ろう眠ろうとあせると、かえって頭が冴えてしまい、眠りを妨害してしまう。

②睡眠と休息は同じことである。よき睡眠（休息）を得たいのなら、一日の生活にリズムをつけること。すなわち夜一一時に寝床に入り、朝の七時まではじっとしていること。起きたときは平服に着替えること。昼間は散歩などして軽く動くこと。今はしたいことがなく、何をしても苦しくてしかたがなくても、いちばん苦しくない営みが何かを考え、それをすること。日中の軽い活動は、自然と夜の休息（睡眠）をもたらす。

③睡眠導入剤や睡眠薬はあくまで補助的なもので、いわば応援部隊にすぎない。だから、これで必ず眠れると思ってしまうと、期待通りにいかない場合、イライラがひどくなって眠れなくなる。薬は、脳の興奮を軽く鎮め、夜を少しでも安らかに過ごすための補助的役割をするだけと考えておくこと。

彼女にしてみれば、初めて聞くようなことばかりだったので、納得してもらうのに一日かかった。午前中に二回、午後から夕方にかけてさらに二回診察（一回一〇分程度である。他の患者さんを待たせないために、筆者は分割診察法を用いるときがある）した結果、ある程度は理解できたということだった。それと、夜の苦しさ、不安、イライラに対しては、ゆっくり腹式で深呼吸すること、ひたすら呼吸に集中することで少しは楽になると伝えておいた。これは、忘れないようにメモして渡した。

また、昼間少しでも楽になってもらうため、リンパマッサージやツボマッサージをしてくれる施療院を紹介した。

薬は多すぎる気がしたが、彼女をまだよく知らないこともあって、そのままにしておいた。

(2) その後

Oは初診の一週間後に再来したが、表情がやや晴れやかで、お化粧の乗りも整って美しく見えた。そして、彼女は次のように語った。「先生と初めて会った日はクリニックに一日中いて疲れたが、心地好い疲労感だった。ただ、夜が恐ろしく、『今日は眠れるだろうか？』という不安が絶えず脳裏に浮かんだ。そして先生のメモを見ながら、必死に『目を閉じて横になっていればいいんだ』と言い聞かせた。きっかり一一時に寝床に入ったが、例のごとく心臓がどきどきし、絶えず尿意を催した。耐えられなくなったが、先生に言われた通り、腹式深呼吸に専念した。なかなかうまくできなかったが、先生の『朝までゆっくり腹式深呼吸を続けていれば、ふつうの睡眠よりも効果がありますよ』という言葉を思い出し、そうしているうちに、いつの間にか寝入ってしまった。何度も目が覚めたが、そのつどゆっくり腹式深呼吸を繰り返すと、また眠れた。朝の七時になったとき、眠くてしかたがなかったが、一日のリズムを作ることが睡眠の改善につながるということなので、起きて平服に着替えた。でも、日中は何もすることがないので相変わらず苦しかったが、先生にマッサージ施療院を紹介されたことを思い出し、行ってみた。マッサージ師の女性はまだ若かったが、実に上手で、親切でマッサージを受けている間に眠ってしまった。それでその日は多少気分もよく、その夜は睡眠薬を思い切って三種類に減らしてみたが、ある程度寝られ、翌朝もそんなに眠くなく、すぐに起きて着替えることができた」

Oは続けて、「その後も昼はマッサージに行ったり散歩をしたりして、夜の眠りも深くなってきたようだ。先生のところに来るまでは、このまま眠れず、頭も体も働かずに廃人になるのではと、不安と絶望の中にいたが、明かりが差してきたみたいです」とうれしそうに語った。また、薬のせいで昼間ひどく眠くなるので、少し減らしたとのことだった。Oは「今まで、眠りにこだわりすぎた」と反省していた。

(3) 重大な秘密

(a) 不眠や状態の改善にもかかわらず、Oは明るくなれない

その後は、寝床にいる努力（眠りにこだわらないこと）、ゆっくり腹式深呼吸、散歩、マッサージ、深い眠り、安心と希望の増大、身体症状の軽減といった各要因が良循環的に作用し、薬も当初の四分の一以下に減っていった。

このまま順調に回復すればいいのだが、他の例と同じく、そう簡単にはいかない。彼女はよくなるに従い、今までの自分の歴史が見えてくると同時に、将来がひどく不安になり始め、症状はよくなっているものの、なかなか明るい感じにはならなかった。

(b) 「言いにくい」という問題

筆者がそれとなく、「不眠や身体の症状はよくなっていますが、それだけでは元気になれないようですね？」と水を向けると、「そうなんです。不眠になった原因を整理しないと駄目なんです」と返してきた。「それって言いやすいことですか？　とても言いにくいことですか？」と聞くと、「言いにくいことです。言ったら終わりになります」と答えた。

とても深刻そうに思えたので、「言いにくいことは、無理して言わないほうがいいですよ。言ってとんでもない結果を招いたら大変ですからね」と伝えると、Oは一安心したようだった。ただ、このやりとりで筆者は、「ただし、言うほうが楽になる、自分の問題の整理になる、相手にわかってもらって自分の問題解決になる、要するに自分のプラスになると思えば言ってもいいんですよ」と述べ、相手がそれを理解したことを確認したうえで、「いずれにせよ、言うか言わないか、どこまで言うかは自分の決

断です。治療に最も役に立つのは、言うか言わないかをめぐってあれこれ考え、悩むことなので、よく考えてください」と付け加えておいた。

それ以後は、言うか言わないかをめぐる葛藤が面接の中心テーマになった。筆者は秘密の内容を聞くよりも言いにくい理由に焦点を当てたが、それも言いにくそうであった。しかし筆者は、彼女がもう少し治療者（筆者）に踏み込んできてほしいと期待している印象を受けたので、思い切って、「言ってしまうと治療者である私から馬鹿にされるのではないか、叱られるのではないか、不道徳と思われるのではないか、見捨てられるのではないか、理解されないのではないか、といった心配がおありなんですか？」と言うと、顔を赤らめて黙り込んでしまった。そこで、「何か痛いところに触れたようですね。あなたを苦しめて申しわけありません」と謝ると、しばらくたってから、「いえ、はっきりしない私が悪いんです。先生は何も謝る必要はありません。ただ、先生の言われたことがあまりに当たっているので、ちょっとどうしていいかわからないんです」と述べた。そのような経過で面接が進んでいった（このように、言うか言わないかで患者・クライエントが迷うことがよくある。フロイト[58]は、「精神分析療法のなかで、患者は思い浮かんだことを隠してはならずすべてを言わねばならない」と主張しているが、筆者は必ずしもそう思わない。フロイトの言うことにも一理あるが、言うか言わないかの悩みの中で、本人の主体性が醸成されるように思われる。ただし、手をこまねいて相手の意志のままにという姿勢も、いたずらに治療を長引かせ、患者を苦しめると思われる。上記のような筆者の働きかけがよかったかどうかは別にして、治療の大問題の一つであろう。これに関して結論を言えるほど筆者はまだ成熟していないが、最低限いえるのは「患者・クライエントの気持ちの尊重」と「真実探求の治療的重要さ」の葛藤の中で治療者も悩むことが大事である、ということぐらいである）。

(c)　秘密の告白とその内容

こうして沈黙の多い面接がその後も続いたが、それを彼女が必死になって考えている「良性の沈黙」ととらえ、こちらも無言のうちに彼女の気持ちに寄り添おうと努めた。しかし、Oは面接に欠席することが増えた。常識的には治療抵抗の一つだろうが、筆者はあまり取り上げることなく見守っていた。

そんなある日、彼女は意を決したかのように、以下のことを告白した。

［告白内容］　昭和一〇年頃、検事の父と美貌で教養豊かな母の間に、兄二人に次ぐ第三子として生まれた。父は厳しく、あまりなじめなかったが、母からは優しく大事に育てられた。二人の兄は共に優秀で、それぞれ会社員（後に社長）、研究者（後に大学教授）の道に進んだ。本人も成績は優秀で、また大柄な美人でもあり、積極的な性格も手伝って常に目立つ存在であった。

本人の成績はずっと優秀で、有名国立大学法学部に入学した。母は本人を手離したくなかったためか、「地元の文学部ぐらいでいいのに」と思っていたが、本人は厳しい父を見返してやりたいという気持ちもあって法学部を選び、父とは違って弱者の立場に立つ「よき弁護士」になろうと決意していた。大学時代は勉強に励んだだけでなく、スポーツも音楽も楽しみ、友人も多く、異性関係も派手であった。

卒業後すぐに司法試験に合格し、同じ法学部の同級生である前夫と結婚し、二人して共同で法律事務所を設立した。三〇歳のときである。

夫婦とも弁護士として優れていたため、法律事務所は大変盛況となり、共に多忙を極めた。ただ、夫婦のコミュニケーションは途絶えがちになり、お互いにストレスをぶつけ合ったりして溝が深まっていった。その矢先、気の強いOに耐えられなかったのか、夫がその法律事務所の女事務員と愛人関係になってしまった。これを知ったOは怒りのあまりただちに離婚を要求し、かなりの慰謝料をもらって離婚が成立、今までの法律事務所はOが一人で仕切ることとなった。ちなみにOの夫は愛人と別の土地へ行き、そこで法律事務所を設立した。Oはそのとき三五歳だった。

こうした事態に合えば誰でもショックを受けるものだが、Oはそんな様子を微塵も見せず、「私の目が甘かった。でも失敗は成功のもとと言うし、またがんばればいい」と思ってショックを隠していた。周囲は当然Oに好意的で、Oの法律事務所は以前にもましてはやり、経済的にも社会的にも成功の道をたどっていった。Oは才色兼備であるため、すぐに男性の友人や愛人ができたが、今度は彼女も慎重で、「結婚は二度としない。今のような自由がいい」と思い、そのようにも発言していた。

ただ、四〇歳になって父と母が相次いで亡くなったときは、さすがにショックで、特に母が亡くなったときは人目もかまわず号泣し、周囲の人も「あんなOさんの姿を見たことがない」と言うほどだった。母を喪失したことの辛さはその後も尾を引き、仕事がしばらく手につかず、毎日暗い表情で過ごしていた。

そんな折、弁護士志望の二五歳の青年が現れた。彼はOの大学の後輩で、まだ司法試験に合格せず浪人中の身だったが、働きながら勉強できる職場を探していた。彼はOの事務所に通いながら勉強することになったが、年上で美貌のOにひかれ、しきりに勉強や仕事のことでOに話しかけた。多忙なOであったが、彼の質問には丁寧に答えてあげた。また、彼はOから命ぜられた仕事を実に忠実にこなし、あたかもOの私設秘書のようであった。彼はなかなかの美青年なのに、あまり遊んだりせず、勉強にも熱心だったが、要領の悪いところがあり、なかなか司法試験に合格できないでいた。そこでOは要領よく教えてあげ、おかげでまもなく司法試験に合格し、Oの事務所で引き続き弁護士として働くようになった。

当然、彼らはますます親しくなり、食事を共にする回数が増え、ついには男女の仲になってしまったのである。彼は見かけはおとなしく、受け身的だったが、こと愛の交わりに関しては積極的で、また若さも精力も十分で、Oのどんな要求にも応じてくれた。このことはいたくOを喜ばせ、前夫を含め今までの男性では得られなかった満ち足りた気持ちを味わうことができた。また、肉体的満足だけでなく、彼はOの話を熱心に聞いてくれた。Oは父親との辛かった思い出や母の優しかった思い出などを十分にしゃべり、夫を含めた今までの男性たちへの怒りや悪口を思いきりぶちまけることができ、彼はあたかもOのカウンセラーの役割をも果たしていた。また、Oが一五という年齢差を気にすると、「いや、O先生は三〇歳でも十分通りますよ」と言ってくれたので、あまり気にしなくなった（実際Oは若く見える人で、筆者にも四〇代に見えた）。

四〇歳からの二〇年ほどは、Oにとって最も楽しい時期で、彼と二人で毎年海外旅行に行ったり、協力して難事件を裁いたりした。彼らは二人でいることが多かったが、あくまで師弟関係ということにし、愛人関係にあることはOの二、三の友人を除いて秘密にしていた。しかし、誰の目にも二人が一線を越えた仲であることは明らかであり、いわば公然の秘密であった。

このような充実した十数年ののち、五七、五八歳を迎えた頃から、さすがにOも彼の行く末が心配になり、「あなたも四〇を越えたのだから、こんなお婆さんと別れて早くもっと若い人と結婚しなさい」と言うと、彼は「いいえ、僕はO先生が好きですから、いいです」という返事。Oはうれしく思った反面、やはり彼の将来が気になった。

そこで、Oは彼に、同じ事務所にいる三〇歳の若い女性事務員と付き合うように指示し、Oの要求に何でも従っていた受身の彼は、その若い女性事務員と付き合い始めた。Oは最初のうちは喜んで見守っていたが、徐々に彼を手離すのが惜しくなった。しかし言い出した手前、もうあとには引けないので、あるとき彼に、「彼女と結婚してもいいけど、私との関係は続けるのよ」と言ったところ、彼は即座に「僕はO先生を裏切ることはしません」と返事をしたので落ち着きを取り戻した。実際、この二〇年近く、彼は一度もOを裏切らず、ずっとOを満足させていたのである（ちなみに彼は貧しく、母を早くに亡くし、苦学して弁護士になった）。

ただ、彼が実際に結婚してしまうと、Oの言う通りにならなくなってきた。たとえばデートの約束をしようとすると、「その日は忙しい」と言って断られることが増えた。そこで思い切って、「あなたは結婚してからも私と付き合うと言ったじゃないの！　私を裏切るつもり？」と迫ると、彼は「別に裏切るつもりはありません。今でもO先生のことは尊敬しています。しかしこれ以上男女の付き合いをしていると、僕が妻を裏切ることになります。仕事上の先生としては付き合わせていただきます」と返事をした。これを聞いたOはあまりのショックで茫然としたが、しばらくすると怒りのあまり、「それは完全な裏切りよ。あなたは私が年をとったから、捨てようとしているのよ」と言い、彼の否定や弁明も聞かず、「さっさと荷物をまとめて出ていって！」と言い放った。

その後、彼は妻と共にO法律事務所を辞め、二人で別の法律事務所を開設した。Oは彼が自分の怒りにたじろぎ、Oに従うと思ったが、当てが外れてしまい、二重のショックを受けた。機敏に立ち回れないおとなしい彼が独立できるとは夢にも思っていなかったが、Oのもとで働くうちに、彼は優秀な弁護士として通用するようになっていたのである。

二人が去ったあと、Oは非常な寂しさ・悲しみに襲われるとともに、自分のすべてが崩される感じがし、絶望感が出現し、眠れない日々が始まった。

以上が告白の内容である。この話は特別に二時間をとって語られたが、話したあと、Oはどっと疲れ、筆者がどう思うか、非常に気にしている様子であった。

(d)　治療者（筆者）はOの告白内容を尊重し、安心感を与える

さて、以上の告白を聞いた筆者にはさまざまな思いが湧いたが、とりあえずここまで話してくれたOの勇気を称え、労をねぎらった。その後、「この話は非常に貴重なので大切に扱う必要があります。もちろんあなたが心配されているように、私が馬鹿にしたり、カウンセリングや治療を中断したりはしません。むしろ感心しているぐらいです。もっともっとお話を伺いたくなりましたが、今日はもう予定の二時間がたったので、次回また続きを聞かせていただきますが、いいですか？」と述べた。Oは筆者が見放さないという安心感を得てほっとした様子で、その日のカウンセリングは終了した。

(4)　絶望感がさらに深まった事情

その後のカウンセリングは、主に「彼が去ったあと、どうなっていったか」「どんな気持ちが続いたか」に焦点を当てて進められた。

要約すると、次のようになる。

①彼が去ったあと、寂しさや絶望と同時に、彼に対する怒りが強くなった。そして、「今でも信じられない。ずっと私に忠実だった彼が裏切るなんて！」「『誰のおかげで弁護士になれたと思っているのか』「これまでの経済的援助をどう思っているのか」といった思いが沸々と湧いてきた。怒りのあまり、殺してやろうと思ったり、さまざまな妨害をして弁護士として活動できないようにしてや

ろうと思ったりしたが、一方ではそんなことを思う自分がひどく嫌になり、自己嫌悪・自己否定が強まった。
②今まではほぼ自分の思い通りになってきたし、前夫との離婚や母の死というショックも乗り越えてきた。逆に、それで強くなった面もあった。しかし、今回だけは違う。「彼が私を裏切る、私に反抗する」などとは夢にも思わず、「彼がいるから老後もばりばりやれる」という気持ちだったので、彼の喪失は途方もなく辛い。それに、いつも浮かんでくるのが彼と過ごした楽しい日々で、それがもう二度と味わえないと思うと、いっそう絶望感が強まった。人生の終盤になってなぜこんな辛い目にあわなければならないのか、神様はなんと残酷なのか、という断腸の思いがOを苦しめた。
③また、Oは弱みを見せるのが嫌で、今回もすごいショックの割には人前で平気な顔を装っていた。たとえば知人から、「彼がいないけどどうしたの?」と聞かれても、平然と「彼はようやく独立できたのよ。やっと一人前になって本当に安心したわ」と答えたり、「彼がいなくて寂しくない?」という問いにも、「とんでもない。やっと面倒をみなくて済むようになって、ほっとしているのよ」と答えたりしていたが、心の中では針で刺されるような痛みを感じていた。このように平静さを保たなければならないことは、Oには相当の負担だった。
④そして、表面上の平静さとは裏腹に、内面での絶望感はいっそう強まり、何よりも不眠が苦しく、睡眠薬を使っても全く効かないことに大いなる不安を感じていた。とうとう耐えられなくなったOは、思い切って二、三の親友に苦しさを打ち明けた。しかし、親友たちの返事はおしなべて、「あなた、もうそろそろ潮時だったのよ。あなたがいくら若く見えるといっても、もう六〇でしょ」「今まで散々楽しんだのだからいいじゃないの」「なによ男の一匹や二匹ぐらい。貴女ならすぐでき

るわよ」とか「もう男遊びはやめて、好きなピアノやシャンソンでもやったら？」「心配ないって。ホストクラブへ行けばいい男がすぐ見つかるから」「鳥の燕はすぐに育って去っていくのに、あなたのツバメは二〇年近くもそばにいてくれたじゃないの。ありがたいと思ったほうがいいんじゃないの？」といったもので、Ｏの心を和らげるどころか、最も言われたくないことを言われた気がしてますます傷つき、親友たちとはそれ以上、口をきかなくなった。

これまで頼りにしていた兄たちの言葉は、Ｏをもっと傷つけた。Ｏは兄たちには話すまいと思っていたが、親友たちの言辞を聞いて、たまらず兄たちに電話したのである。長兄の反応は「おまえ、いい歳をして何を言っているのか。いまだに彼に執着しているなんて、エロ婆そのものじゃないか」であり、次兄も「兄さんの言う通りだ。早くそんなことは忘れて弁護士活動に打ち込め」というもので、Ｏはあまりのショックに口も聞けず、以後兄たちとも交流を断った。

その後のＯは、悲しみ・絶望に加えて、寂しさ・孤独感がいっそううつのった状態になり、不眠やうつ状態はますます強くなった。そんなとき、前述した精神科医（心療内科医から紹介された）に出会ったのである。この医師は中年女性の精神科医で、カウンセリングの素養もあるらしく、Ｏの苦しみを丁寧に聞いてくれ、Ｏの気持ちは少し和らいだ。そのうちＯは、二度と話すまいと思っていた「彼とのこと」を恐る恐る話すと、女医は一応は熱心に聞いてくれ、「それは辛かったわね」と言ってくれ、少しほっとした。しかし、打ち明けたあとも毎回、「絶望です。彼のいない私は死ぬしか救いはありません」という言葉を繰り返すので、女医はたまらず、説教口調で「もういいかげんに彼に執着するのはやめたら？　彼のことを忘れて再出発するのがあなたの生きる道よ」と言い放った。その結果、Ｏの気持ちはさら絶望的になった。「確かに先生（女医）の言うことは正しいけれど、そんなことはできない。どうしたら執着を断てるのか？」と聞いても、女医は「それはあなたの決断次第よ」と冷たく言うばかりで、結局、そこでの治療は喧嘩別れのような形で中断し、「もう医師たちも私を理解してくれない」という絶望的な思いが強くなった。

その後、Oはあてのないまま、いろいろな精神科医を遍歴することになるが、状態はよくなるどころかますます悪化した。悪化の原因としては、以下のような悪循環があった。

●Oは不眠の苦しみを避けるため多くの睡眠薬をのむが、そのせいで昼間はぼーっとして、寝たり起きたりの状態であった。その日中の無活動がいっそう不眠を募らせた。

●不眠は不眠恐怖を強め、一日中不眠のことで頭が一杯になり、不眠対策の本を読んでばかりいた。そのため、夜の寝る頃になるとますます不眠恐怖が強まり、それは脳を興奮させ、いっそう眠りにくくさせた。

●その結果、睡眠薬の量は増えていき、同時に昼間は頭が働かなくなった感じがして、「廃人恐怖」が強くなった。また、悪いことや恐ろしいことばかりが浮かび、しばし自分を見失うような気がして「発狂恐怖」も強くなった。この不安や抑うつを鎮めるために安定剤や抗うつ薬の服用量が増え、ついには抗精神病薬まで出されたが、Oの脳機能低下をもたらしただけで、「廃人・発狂恐怖」はいっそう強くなった。

●誰に告白しても結局は傷つくことになり、そのため人との交わりを断ったが、それはOの孤独感を募らせた。しかし、誰かと話したいと思う一方、こんな姿を人に見せられないという思いも強く、それがまた彼女を閉じこもらせることになり、孤独感がますます強まった。

●弁護士活動を休むのはいいが、休んだ結果、何もすることがなくなり、悪いことばかり不安なことばかりを考える結果を招いた。これはＯの自己否定を強め、自己否定は無気力を強めるという悪循環に陥った。

⑥このような悪化の中で、Ｏの絶望感はますます強くなり、ついには死を決意した。しかし、自分の顔や身体が傷つく飛び降り自殺などの恐ろしい手段は考えられず、できたのはせいぜい「大量の薬をお酒と同時に服薬する」くらいだった。これで死ねるわけはなく、意識を取り戻して病院で目が覚めたあと、いつも後悔と悲しみ・絶望感に襲われた。

(5) Ｏの絶望に対する筆者の対応

(a)　Ｏの話に感心する治療者（生きているのが奇跡）

「第二の告白」ともいうべき「絶望を深めた話」を聞いた筆者の心の中には、さまざまな思いが湧いてきた。また、そんなＯにどう接したらいいのか、どうしたら絶望から救えるのかという点も思案したが、これという名案も浮かばない。そこでとりあえず、筆者の心に浮かんだ安全で好ましく思えることを、そのつど試みた。いわば、「絶望に対する取り扱い方」といったマニュアルにとらわれず、筆者の自由連想に従っていこうと決めた。

筆者はまず、「最初の告白も聞いていて辛く感じましたが、第二の告白ではいっそうその思いを強くしました。本当によく言ってくれました。これで、絶望が深まった事情が少し理解できるようになりました」と伝えた。すると、「先生は私の話を軽蔑しませんの？　こんな執念深い馬鹿な醜い女は見たことはないって」と言ったので、「とんでもない。それより、あなたの話や歴史に驚きと畏敬の念を抱きました。さらに、こんな状態ならとっくに自殺か事故死をしてしまうのがふつうなのに、今まで生きていられたことは奇跡と言っていいようなものです。私は事情も知らずに、最初のとき『夜は、眠れなくても目を閉じてじっとしているように』などと無理なことを言って、申しわけありませんでした。こんな事情があれば、じっとなんてしていられませんよね」と返した。

Oは、「いえ、睡眠にとらわれるなという先生の指導で、私も少し心身の活動を取り戻し、頭がはっきりしてきたので感謝しているんですよ」と筆者を慰めてくれたので、「そう言っていただくとほっとします。こんな辛い事情がありながらよく私の面接に通い、睡眠などに関する私の指導を忠実に守り、辛い告白を二度にわたってしてくれました。すごいですね」と返した。Oは、「いえ、そんなことはありませんが、先生が私の話を実に熱心に聞いてくれて、感謝しているんです」ということであった。

(b)　さらに詳しく聞きたい筆者の願いと「自殺しない」旨の誓約書の作成

彼女は告白したあと、重荷を降ろしたように「先生に自分のことを十分にわかってもらってほっとしました。もう思い残すことはありません。これで安心して死ねます」と言った。筆者は正直慌てるとともに、彼女の心情を考えれば当然かなとも思った。

とはいえ、彼女がこのまま自殺することに全面的に賛成できない気持ちも湧いてきたので、「あなたの死にたい気持ちはひしひしと伝わってきますが、もう少しあなたの心の歴史、特に彼との出会いから、裏切り、死を決意した現在に至るまでの心境を聞きたいものです。それに『思い残すことはない』と言われましたが、どういうことなのか詳しく伺いたい。また、思い残すことはないという境地に達したあとで自然に淡々と生きる人もいますが、あなたが死を選ぶ理由についても知りたいのです。いずれにせよ、私も執念深いのかもしれませんが、あなたの話をもっと聞いてみたい。まだまだ謎というか、理解を深めたいところがあるので」と言うと、それほど抵抗なく、「別にそれはかまいませんけど」という返事で、筆者がOに関心を示していることを喜んでいるようであった。

そこで筆者が、「もし、もう少し話を聞きたいという私の気持ちに賛同していただけるなら、ちょっと厚かましいお願いかもしれませんが、『治療やカウンセリングが終わるまでは死なない』という約束をしていただけませんか。これは、安心してあなたの話を聞きたいという治療者側の勝手なお願いですが」と言うと、あっさり承諾したので、その旨の誓約書を作成し、お互いに持っておくことにした。

(c)　彼との出会いから愛の深まりまで

一安心した筆者は、やや余裕を持ってOの話を聞くことができた。筆者がまず知りたかったのは、彼のこと、彼との出会い、彼と過ごした二〇年近くのことだった。もう話し尽くしたOがさらに話し続けてくれるかどうか、不安はあったが、彼のことをいろいろ聞き出すと、むしろ熱心に話し出した。

Oが言うには、彼はとても聡明で、感じがよく、やや寡黙ながら法律の勉強については熱心だった。また大柄で、男らしくきびきび行動し、爽やかな印象を与えるとともに、時折見せる恥ずかしそうな表情がたまらなくかわいく思えた。それで、最初は弟子ということで教えていたが、次第に（もしかすると最初から）男性としての彼を意識し始めた。二人の法律レッスンが続くなかで、Oの彼に対する恋愛感情は高まる一方だったが、彼女は一五歳年下であることをひどく意識した。もし彼への愛の感情を知られて、彼に去られるのは耐え難かったので、彼に対する接し方は非常に慎重だった。そこで、自炊している彼が料理を作れないような時刻までわざと時間を引き延ばしてレッスンし、彼から「先生、どこか食事できるところはありませんか？」と言わせるように仕向けた。つまり、しかたなしに彼と付き合うように持っていった。最初の会食のときは、お酒も入ったせいで、彼はいつもと違って多弁であった。

苦しく貧しかった幼少年時代のこと、一生懸命勉強したこと、大学（Oと同じ有名国立大学法学部）に入ったときの喜び、そして、Oに出会って師事していることの幸せを熱っぽく語った。

それを境に、遅くまでの勉強とその後の会食が頻繁に繰り返された。最初は慎重だったOも自然に彼に打ち解け始め、辛かった父とのこと、前夫に関する腹立たしい思い、仕事上での激しいストレス・悩みなどを打ち明けるようになった。彼はOの話を実に熱心に聞き、やがて二人は、互いの歴史や秘密を共有することになった。

Oは彼への思いを抑えられなくなり、しばしば彼に抱かれている姿を夢想し、慌ててそんな自分を打ち消した。Oは四〇歳といっても若く見えるし、長身でプロポーションのよい体型が保たれ、胸も豊かだったが、二〇歳前後の女性の身体と比べれば、やはり肌の衰えや小皺が気になる。しかし、彼への思いを断つのは至難の業であった。

一計を案じたOは、食事のあと、気分が悪くなったふりをして彼にホテルに運ばせた。Oは初めて「性の喜び」を知ったような気がし、「私はこの夜を味わうために今まで生きてきたんだ」とまで思ったという。

筆者は、これほど熱心に語るOに心を動かされ、さらに続けるように促したところ、Oは筆者という聞き手を得て、今まで誰かに聞いてもらいたかった秘密を、まるでダムが水を一斉放流するような勢いで猛烈に話し（放し）始めた。

こうして、彼との「愛の交わり」の様子を述べ尽くしたあと、急に恥ずかしくなったのか、Oは顔を真っ赤にして「すみません。調子に乗ってこんなに話してしまって。ふしだらな女と思われたのではないですか？」と言った。筆者が「とんでもない。他の女性がめったに経験できないすばらしいことではないですか。公の席では言いにくいことを事細かに語っていただき、参考になりました。いずれにしても、これだけすばらしい時を過ごしたというのは大いに誇りにしていいんじゃないですか？」と答えると、Ｏは「実は私も密かにそう思っていたのですが、今まで馬鹿にされたりしたので、とても恥ずかしくて詳しく話せなかったのです。でも、先生にそう言っていただいて、少し安心しました」と言ったので、筆者は「最高の快楽を味わえたということは、その後の生活の自信になりますよ」と述べておいた。

(d)　彼と過ごした日々の回想と自己肯定の始まり、うつ状態からの脱却の開始

言い尽くしたと感じたＯは、その後はほとんど「性の交わり」の話をしなかったが、代わりに彼の弁護士としての成長ぶりや、彼と共に取り組んで勝訴した数々の裁判について語り始めた。さらに、弁護士活動のストレスも彼の支えで和らいだこと、彼との交わりのあとは熟睡が得られ、疲れを知らずに仕事に精を出せたこと、彼を一人前以上の弁護士に育て上げてＯ法律事務所の強力メンバーに成長させたことなどを語った。

また、彼とコンサート、音楽、テニスなどを楽しむとともに、たびたび海外に旅行し、特にローマの郊外での夜の野外オペラに感激したこと、パリでフランス人から「似合いのカップル」と言われたことなど、すばらしい思い出の数々を語ってくれた。

筆者が「あなたは本当にすばらしい美しい人生を送っていたのですね」と言うと、「そんなことありません」と否定しつつも、まんざらでもない様子だった。彼と貴重な時間を持てたことの幸せを筆者が認めることで、Ｏ自身にもそれが認められるようになり、強かった自己否定が弱まり、うつ状態も薄まり、元気さを取り戻したようであった。

ただ、一五という年齢差が気になっているらしく、「やっぱり変でしょう。何か男妾を作っているような感じで」と言うので、筆者は「とんでもない。昔から年上の女性と年下の男性のロマンスはよくあ

ることです」と言いつつ、ジョルジュ・サンドとショパンの例やルー・サロメとリルケの例を出して、そのようなカップルがいかに二人を生産的にさせたかを説明した。Oはその後、それらに関する本を一生懸命読み、納得した様子で、「今までは悪いことをしているという罪悪感につきまとわれていましたが、何かふっきれた感じです」とのことであった。さらに、「二〇年近くも続いたということに、二人の信頼関係の強さ、人間性のすばらしさを感じる」という筆者の言葉も、Oを少なからず喜ばせた。

(e) 疑問（周囲の心ない反応）とその解決

よくなってくると、Oの心にいくつかの疑問が湧いてきた。最たるものは親友や兄たちの言葉であった。「なぜあの人たちは、あんなひどいことを言ったのかしら？」と聞いてきたので、考えさせたところ、「そうね、私の深い事情を知らないから、常識的なことしか言えないわね」と自覚したので、筆者は「そう、あなたはふつうの常識を超えるすばらしい体験をしたんです」と付け加え、さらに「あなたがいかにも気丈にふるまうので、誰もあなたがどれほど傷ついているか知らなかったんだと思います」とも伝えた。Oの、「それはわかるんですが、何か悪意がこもっていたように感じます」という言葉に対しては、筆者は「これはあくまで推測にしかすぎませんが、あなたの体験があまりにうらやましいので、無意識に悪意が働いていたのではないですか？」と分析すると、「それで納得しました。特に、あの女性の精神科の先生からは羨望の目で見られているのを強く感じました」と振り返り、彼女なりに疑問が氷解していくようだった。

(f) 最終的振り返りと全貌的理解

ここまででだいぶ元気になってきたOと共に、いよいよ絶望やうつ状態をもたらした原因の共同探求の作業を開始した。

まず、女性事務員と付き合うように彼に指示したことが問題になった。これは、Oにとって最も重大な点で、「結局、彼に他の女性を紹介したのがそもそもの間違いかしら?」と言う。そこで、「難しいところですね。死ぬまでずっとそばにいてほしいと言えば、彼は従ったかもしれないが、はたしてそれがよかったのかどうか」と考えさせると、「そうね、そんなことは言えないし、六〇近くになって、彼をいつまでも縛っておくのは申しわけない気がしてきた」と答えたので、筆者は「そうですよ。あなたの優しい面が出てきたということで、とてもよかったことですよ」と、Oの決断を評価した。

ただ、その後、筆者が「では、彼が結婚したあと、彼とはどのような関係でいるのが理想だったと思いますか?」と聞くと、急所を突かれたOは涙を流し、「そこなんです。そこがいちばん深刻な点なのです」と絶句し、長い沈黙が続いた。そこで、このことは別の機会に話し合うことにした。

以上の話し合いはすんなりいったのではなく、途中で泣いたり精神不安定になったりして大変だったが、一応、筆者との間で次のような結論になった。つまり、Oは「結婚しても、師弟関係や仕事仲間として付き合うのはいいが、肉体関係はもう断つべきだったと思う。結局、私が彼との体の関係に執着しすぎたのが最大の問題だと思う」と涙ながらに述べ、「当時そのことに気づかなかったのは、それまで思い通りにいきすぎていて、結婚後も当然付き合ってくれると信じ込んでいた、他のことを考える余裕がなかったのだと思う」と言い添えた。

(6)　その後のO

長い告白と心の整理の作業が終わり、一時虚脱状態になっていたOだが、ある日、再び困惑した状態で筆者の前に現れた。Oの訴えは、「彼との肉体関係への執着が大問題だということはわかったが、その執着を断てない」というものだった。筆者は「執着を断つなんて無理ですよ。大いに執着したらいいんです。ただ、せっかくの執着ですから、それを上手に生かせるといいんですが」と言うと、キョトンとした顔で、「執着なんて生かせられるんですか？」と聞いてきた。そこで筆者が、「執着を支えにするということです。自分は誰にも体験できないようなすばらしいことを長年経験してきた。今後はその宝ともいうべき体験と自信を支えに生きていく、ということですね。つまり、不可能を夢見るのではなく、現在すでにあなたのものになっている体験を支えにするということです」と述べると、いくらか納得した様子だった。

「では、今後どうしたらいいんでしょうか？」とOが聞いてきたので、「それは、あなたがどういう人生を歩みたいかにかかっています」と答えると、「そのしたいことが自分の中ではっきりしないんです」とのことであった。

そこで筆者は、「確かにわからないかもしれないので、いくつか選択肢を挙げてみます。ただし、これにとらわれないでくださいね」と前置きし、次のように言った。「たとえば次のような生き方があります。彼との関係に関しては、①肉体関係の回復を迫る、②関係を一切断つ、③他の恋人を探すようにする、④弁護士同士としての関係は続けるが、肉体関係は断念する、⑤その他、ですが、どうですか？」と聞くと、「とりあえず④が無難ですね」との答えであった。

また、活動面では、「①弁護士活動は一切やめて、もう何もしない、②弁護士活動に再び打ち込む、③すぐに弁護士活動を再開するのは大変なので、とりあえず好きなピアノや歌やゴルフなどのスポーツで身体を慣らす、④その他、ですが、どうですか？」と聞くと、「まあ③ぐらいかな」と答えた。

その後、Oは音楽や運動など趣味の活動を始め、元気も出てきたので、少しずつ弁護士活動を再開した（やさしい事件から引き受ける）。また、彼とも弁護士会でふつうに会えるようになり、治療のことを少し話すと、彼はすごく喜んでくれ、「元通り、師弟関係・仕事仲間として付き合っていきたい。ここまでにしてくれた先生に感謝しているし、その先生が元気になってとてもうれしい」と語ったという。また、親友や兄たちにも元気になったことを報告し、関係を拒絶したことを詫びたところ、全員がＯの回復を祝福し、人間関係は前にもまして密になった。

Ｏは現在、薬はのまず、睡眠・食事・便通・体調とも良好で、無理をせず、ほどほどに人生を楽しんでいる。そして、次のように言っている。「今回、死ぬほどの絶望に陥ったのは彼に執着しすぎたのが原因だと思うし、その執着を断てずに苦しんでいた。でも先生に、執着は断たなくてよい、支えとして利用すればよい、と言われて気が楽になった。また、そう言われるとかえって執着しなくなった。今思うと、二〇年近くにわたる彼との関係は私にとって大切な宝だと思う。こんなことを言って恥ずかしいけど、『性』という言葉は『心＋生』と書く。私は肉体関係の喜びだけでなく、心の喜びをずっと味わわせてもらい、本当に幸せだったと思う。そして、彼が妻を裏切れないと言ったのは正しいと思う。私はそのことでカッとなったが、今振り返ると顔から火の出る思いだ。でも、こういうことをしてしまうのが人間だと先生に言われて、救われた感じがする。そして今、生まれてきてよかったとはっきり思える」そしてＯは、機会があれば自分史を綴ってみたいとも語った。

以上、非常に長い事例だったが、Ｏ自身の意志を尊重して細かく記すことにした。

最後に、Ｏの絶望要因・絶望感促進要因と回復要因を、いささか機械的ではあるが個条書きして解説してみる。

［絶望要因・絶望感促進要因］

①Ｏが絶望に陥ったきっかけは、もちろん彼が肉体関係を拒否したことにある。男女の間ではよくあ

ることなのに、Oはなぜ絶望してしまったのか？

②Oが絶望に陥ったのは、あまりにも彼に傾倒していたこと、また自分の活動・エネルギー・若さなどの源泉が彼との交わりにあると思い込んでいたこと、いわば彼女の存在基盤を彼との関係、それも性愛に置きすぎていたことが考えられる。したがって、彼との肉体関係がなくなることは、自分の存在基盤や自分自身がなくなることを意味した。そこで彼との肉体関係に執着してしまうのは自然であるが、この執着が彼女を苦しめたのである。

③Oが彼の拒絶を予想していなかったことも大きい。あらかじめ別れを覚悟していればそれほど打撃にはならないが、全く予期していなかっただけにショックの強さは測り知れない。

④また、若く見えるといっても、Oはもう六〇間近である。年齢を気にしない人もいるが、Oは内心、非常に敏感であった。人生の一つの総括期ともいうべき還暦を前にして大きなショックを受けたことで、それまでの人生をすべて拒否したい気持ちになったと思われる。

⑤さらにOは、ショックを人前にさらすのが嫌で、平気を装うという無理をしたことで、いっそう自分を疲れさせた。

⑥ただし、耐え切れずに、決意して親友や兄たちにこのことを言ったところ、Oの心を傷つけるような言葉が返ってきただけで、いっそう落ち込む結果を招いた。

⑦周囲の言葉に傷ついたのは、O自身が彼との関係に何らかの罪悪感や否定感情を抱いていたからだと思われる。そしてこの否定感情、不道徳感を刺激され、一挙に落ち込みがひどくなった。言い換えれば、彼との関係を、単なる肉体関係を超えてかけがえのないもの、大変貴重なものととらえきれていなかったことが、最大の絶望促進要因だったかもしれない。

⑧医療面での責任も大きい。最初にかかった心療内科医の「あなたのうつ状態は、薬と休養で三か月で治りますよ」という無責任な発言を聞いて、患者であるOは当然、回復を期待するが、期待がはずれたときの落胆は測り知れない。二人目の女医はまだましだが、傾聴や受容・共感だけで改善していかないといういらだちが、無用で有害な説教口調を呼んだのだろう。これは推測だが、この女医には深く正確な理解を伴う共感がなかったのかもしれない。さらに推測すれば、女医の中に「Oと彼との体験」に対する羨望があり、自らの逆転移感情に動かされてしまったのかもしれない。また、医者全般にいえることだが、治らないとき、安易に薬を増やしていく傾向もよくない。これは患者の精神機能を低下させ、廃人恐怖を強める。

⑨それと、種々の悪循環（睡眠へのこだわり→不眠の増大→不眠恐怖の増大→不眠へのこだわりの増大、薬の増加と廃人恐怖・発狂恐怖の増大、意欲のなさ・無活動・自己否定の増大、孤独の辛さ・他者からの傷つき恐怖・引きこもりの増大など）の固定化も、絶望を強める大きな要因だったのだろう。Oにとって、不眠やうつ状態は初めての体験なので、圧倒される度合いはより強かったと思われる。

⑩繰り返しの大量服薬（自殺未遂）もOの自己嫌悪、自己否定を強めただろう。生きることも死ぬこともできない辛さには、想像を絶するものがある。

［回復要因］

①まずは彼女が生き続けたことである。たびたびの自殺企図が未遂で終わっているのも、彼女には辛いかもしれないが、重要な回復の要因である。

②また、あきらめずに医者通いを続け、よい医者を求め続けたことも大きいだろう。

③筆者は治療者として、「この人の絶望感は簡単には和らがないだろう。絶望感の中身を理解するのも難しいだろう。したがって、急いで理解しようとせずに、むしろ理解困難な点や疑問点を探ろう」という治療態度を選択し、Oと波長を合わせて、「とりあえず彼女が苦しんでいることを少しでも軽減する工夫をしよう」と心がけた。しかし、確固とした方針があったわけではなく、「出たとこ勝負」で、流れに任せるようにした。これがかえってよかったのかもしれない。

④最初に不眠の問題に言及して「睡眠への執着」を和らげ、一日の生活リズムを整えたことは大きい。

⑤また、マッサージが役立ったことも重要である。すぐに「心ほぐし」ができない場合、まずは「からだほぐし」からスタートするのも一法である。Oに限らず、患者の筋肉はガチガチに緊張していることが多く、リラックスが必要なのである。

⑥その結果、薬が減り始め、その分、Oの頭がはっきりし出した。これは「廃人恐怖」を和らげた。まずは④、⑤、⑥のような身体への働きかけが大事なのだろう。

⑦落ち着いてきたOだが、重大な秘密を隠していた。しかし、筆者は告白を急がせず、言うか言わないかをめぐっての葛藤を尊重し、告白に関するOの主体性を重んじた。人は秘密を他人に言いたくてたまらない一方、言うことは恐ろしく、告白したことで悲惨な結果を招くときもある。そこで、Oの沈黙や欠席を素直に受け入れたのである。しかし、治療者にそれを引き受けるだけの覚悟があるのなら、思い切って告白を勧めてもいい。ここは難しいところである。

⑧Oの告白内容は筆者の心を動かし、Oが死ぬほどの絶望感を抱くのも無理はないと思えた。また、告白に続く「絶望感をさらに強めた要因」を聞くと、Oの「心の傷つきや痛み」がひしひしと伝わってきた。一方、Oは、話しても治療者に馬鹿にされていない、軽蔑されていない、理解されてい

るという感じを持てて、安心したようである。

⑨告白内容を聞いて、筆者は彼女の心情や背景をさらに深く理解したいと思うとともに、「Oにはもっと生きていてほしい」という気持ちが強まった。そこで「自殺をしない」という誓約書を書いてもらったが、これは形式的なものとはいえ、法律家であるOには守らねばならない約束として作用し、筆者は安心して治療に取り組めた。この治療者が抱く安心感は、治療促進要因として大きい。

⑩さらに深い部分を聞くことになったが、Oの話の圧巻は、彼との出会いから親密感の深まり、そして彼と結ばれた瞬間や彼との幸せな日々といった内容だった。ただ、筆者の感じでは、Oが最も言いたかったこと、聞いてほしかったことは、彼との「愛の交わりの詳細」と「自分がどれだけすばらしい喜びを感じたか」だろう。彼との「愛の交わり」をことさら詳細に語ったのはそれゆえだろうが、筆者はこれを聞きながら、Oはなんと正直で感覚の豊かな人なのだろうと感じた。

そこで筆者はOに、彼との関係は愛と信頼関係に満ちたすばらしい関係であり、性と官能の喜びをそこまで感じられたことに神聖な感じさえ持ったことを伝えた。その結果、それまで彼との関係や性に対して抱いていた後ろめたさ（「色気違い」といった蔑視的表現で代表されるような）はだいぶ軽減され、彼との「愛と官能の日々」はOの支えに変わった。実はこれこそ、Oが心の奥底でいちばん望んでいたことだったのだろう。ここから自己肯定への道が開かれたのだと思われる。

⑪執着に関しては、「執着を断つ」という不可能な努力ではなく、「執着を利用する」「執着を支えにする」という可能な努力に切り替えられたのも大きかったと思われる。これにより「執着を断てないでいる」という自己否定感情が和らいだのだろう。

⑫また、「将来どうするか」という話になったとき、筆者がいくつかの選択肢を示してOに考えさせ

たことも、有効だったようである。

以上、簡単に絶望促進要因と回復要因について述べたが、本当のところはまだよくわかっていない。いずれにせよ、筆者がつくづく大事だと感じているのは、このような女性の場合、まず「性の喜び」の体験を大いに尊重すること、そして、それは宝物であり、生きる支えになるという考えを共有するということである。

2　事例P（幻聴に苦しむ統合失調症患者の絶望感）

Pはクリーニング屋を営む両親の長女として生まれ、大変おとなしく育てやすい子であったという。両親が仕事で多忙でも、あまりぐずったりはしなかった。妹が一人いるが、妹は活発とのことだった。

本人は小学校に入ってから成績もよく、家の仕事も手伝うよい子だったが、時々腹を立てることがあり、物に当たったり壁を叩いたりしていたらしい。しかし、両親には内緒であった。また、友達は少なかったが二、三人はいたらしい。

中学校時代も見た目には静かでふつうに過ごしていたが、神経質で、特に周囲の目が気になったという。

高校は進学校に進んだが、次第にやる気が失せ、特に笑いが全くなくなった。そして、体育の授業のとき体が動かなくなったり、また、外界を見るときモヤがかかったようになり、現実感をあまり感じなくなったりした。逆に、何もないのに物が見えるような感じがあり、何に対しても漠然とした恐怖を抱いた。次第に学校に行けなくなり、心配した母親は、本人を精神科に連れていった。精神科医が出した薬で恐怖感は少し収まり、何とか卒業までこぎつけたが、受験に失敗し、家に引きこもる身になった。意欲がますます低下したので、そのことを精神科医に告げると、薬を変えてくれたが、副作用が強く、のむのが苦痛であった。それを言っても、医者は「とにかくのんでいれば治るから」の一点張りで、あまり信用できなくなり、今度はカウンセリングを受けることになった。

解説1　内向的性格の人が対人関係に乏しいまま思春期に入ると、自立などいろいろな課題につまずくことが多く、それが契機でうつ状態、離人感、恐怖症などが出現することがある。他の心の病と同じく、投薬治療だけでは治りにくい。

担当のカウンセラーは優しい中年女性で、Pの話をよく聞き、辛さに対しても理解を示してくれたが、どうすればいいのかわからないようで手をこまねいていた。そのうち、恐ろしい声が聞こえるという幻聴体験を訴えたため、カウンセラーは筆者のもとにPを寄越すこととなった。

Pは、幻聴のほかに、不眠、抑うつ感、無気力、自信のなさ、絶望感を訴えていた。筆者が「何をいちばん治してほしいか？」と聞くと、「声（幻聴のこと）を何とかしてほしい」とのことだった。そこで抗精神病薬や抗不安薬を出すとともに、声（幻聴）に対する相互検討を開始した。筆者は一応、「幻聴に対する定則的接近[59]」を図ったが、本人の反応は「そんなことはない。外から聞こえているのに間違いない」というものだった。

声（幻聴）の内容は聞き取れないことが多いが、恐ろしい声で「生きていてもしかたない」「死ね」という命令や、「ブス」「能なし」といった悪口が聞こえてきて、辛く、絶望的になるとのこと。声に反発しようとしても声の力は強烈で、苦しみのあまりリストカットや大量服薬を試み、何度も入院を繰り返した。

筆者は本人と幻聴や絶望感について話し合おうとしたが、Pは「頭が回らない」「考えられない」「声を取り除いてほしい」「声が消えない限り絶望。死ぬしかない」と言い、自殺の手段も飛び降りや首吊りなど、成功率の高い行為を試みるようになった。

筆者は「もう責任が持てない」と感じて入院を勧めたが、「入院しても辛いだけ。ちっとも治らない」ということなので、自殺しないという誓約書を書いてもらい、家族に責任をとってもらうことにした。筆者はなすすべもなく、とにかく生き続け、通い続けられるようにと祈るしかなかった。

解説2　Pは統合失調症で、幻聴に圧倒されている状態である。離人感やうつ状態、恐怖症を経て統合失調症状態になることは珍しくない。幻聴の中身は自分に対する否定的感情が主であるが、これをPに気づかせるのはかなり難しく、試みてもいたずらに疲れさせ、混乱させるだけだった。統合失調症といった主体性のかなり後退した状態では話し合うことすら難しいので、治療者側も、ともすれば無力感を抱き、絶望的になりやすい。

そのうちに、Pは絵が好きだとわかり、描いたものを持ってきてもらった。暗い内容が多かったが、筆者が興味を示すことを喜んでいる様子だった。また、「できれば生きていたい」「生きることができれば絵を勉強したい」という希望が少し見られた。

そこで筆者は、もう少し距離を置いて幻聴体験を眺められればと思い、幻聴に関連した生活記録を毎日書くことを提案したが、本人の力ではとても無理なようだった。そこで今度は母親に記録を書いてもらうことにしたところ、母親はそれを実行し、その結果、親子の対話の機会が増えた。また、筆者が幻聴を「悪魔の声」と呼ぶように提案すると、彼女は承諾し、治療目標として「悪魔の声に負けないこと」が設定された。

その後は、「(悪魔の声に負けずに)自分で考えられたかどうか、自分で行動を決められたかどうか」

が中心テーマになり、自分で決められることが多くなるとともに、自己決断の重要性に気づき始めたようだった。やがて、少しずつ外出ができ、一人で通院ができるようになると、今度は、悪魔の声だけでなく、他者からの悪口が聞こえてくると言い出した。そこで、「一見、悪くなったようだが、そうではなく、社会生活が広がってくると対人関係の負担が出てくるのですよ」と説明すると、納得したようであった。そして。筆者との間で、「自分で考え、自分で決める」という目標以外に、「はっきりしないものは放っておく」「声が聞こえたり、恐怖を感じたりしても、無視して自分のしたいことをする」という課題も設定された。本人は徐々に絵の勉強を始め、S市にある美術系の大学に合格することができた。筆者と出会って四年目のことである。

現在は悪魔の声は消えているが、対人関係における自信のなさや、うまくいかなかったらすぐ落ち込んでしまう点、敏感さに負けてしまう点が話し合いの焦点になっている。

解説3　言語表現が難しい場合は、絵画や粘土細工のような表現で治療者との交流や患者の心の表出を図るのもいい。Pの場合、筆者と少しつながったのか、元気や希望が出てきた。また、幻聴体験・病的体験を間接化したり客観化したりすることも、幻聴から距離を置くという意味でよかった。Pの場合は母親が代行したが、本人と母のコミュニケーションが増えたのは成果である。治療目標の設定は難しいが、本人が理解でき共有できるものであれば、設定しないよりはしたほうがいい。

【総合解説】

統合失調症は自覚が少ないので絶望感を抱くことも少ないと思っている向きもあるが、それは表面しか見ていない意見である。考えようによっては、うつ病よりもっと深刻な絶望感を抱いている場合が多い。統合失調症の患者はあまり激しく絶望感を訴えないため、そうした誤解が生じるのである。

さて、Pの絶望感をもたらしているのは、もちろん恐ろしい幻聴であるが、それ以外に自信のなさ、対人関係のなさ、社会性のなさ、著しい主体性の後退、想像力や考える力の弱化といったことも関係するのだろう。

逆に回復要因としては、本人が生きて通院し続けたこと、薬の服用、治療者とのつながり、家族の援助、絵を描くこと、母が記録を書いてくれたこと、幻聴を悪魔の声と呼んだこと（このように具体化すると本人は取り組みやすい）、治療目標が設定されたことなどが挙げられる。

3　事例Q（怒りの底にある絶望の発見とその回復）

(1)　Qの成育史と病歴

Q（男性）は医師の父と看護師の母との間の第三子として生まれ、上に二人の兄（共に医師）がいる。小さいときから一人遊びが好きで、友達は少なかった。負けず嫌いでがんばりやだったが、いささか完全癖が強く、神経質であった。

中・高時代は孤立していたが、勉強ができるせいか平気だった。念願の医学部に入り、しかも兄たちより上位レベルの学校なので、本人は得意であった。

悲劇は、大学入学後に起こった。勉強以外あまり興味のなかったQは目標を失い、毎日が憂うつになった。また、友達作りも下手で、冗談の一つも言えずユーモアも理解できないため、学校では孤独で、次第に足が遠のき、家で悶々とする毎日となった。そして、教養過程から専門過程に進むとき落第してしまったのである。

(2) 最初のカウンセリングとQの怒りの爆発

落第を知って驚いた両親が大学に問い合わせると、本人が大学の保健管理センターに出向くようにとのこと。Qは自分でも妙にイライラし、眠れなくなってきたという自覚があったので、しぶしぶ親と共にセンターを訪れた。そして、投薬治療を受け、不眠は改善したものの、むなしさは募るばかりだった。そこでカウンセリングが提案され、それが始まると、Qの対人関係の少なさ、社会的未熟さが話題になり、ひどく衝撃を受けた。今まで、自分の悪いところを指摘されたことなどなかったからだ。カウンセラーに原因を聞くと「親の育て方に問題がある。君は悪くない」という答えで、Qは猛然と両親に怒りをぶつけた。

両親は、Qの晴天の霹靂のような荒々しい言葉にとまどったが、Qは暴言だけでなく暴力も振るい、家のものを壊しまくった。驚いた父がすぐに知り合いの精神科医を呼んだところ、本人の興奮は収まったので、その精神科医に丁寧に挨拶し、「これは家庭内の問題ですので、心配しないでください」と言って引き上げてもらった。

その後、親が大学のカウンセラーに会ったところ、カウンセラーは「私から彼に言ってきかせます」と約束した。しかし、カウンセラーがQに注意すると、内緒で親に会ったことで怒りはカウンセラーにも向けられ、喧嘩別れのようになった。

以後、親と本人は、よきカウンセラーや精神科医を求めて回った。Qは最初のうちは静かでも、すぐに怒りが表出し、常に喧嘩別れの状態になった（つまり、じっくり話を聞いているだけだと「物足りない」と怒り出し、今後のことを検討しようとすると「追い詰める気か」と怒鳴るありさまだった）。両親は、本人に対してまるで腫れ物にでも触るような態度で接したが、それがかえってQの怒りやイライラを募らせた。

(3) 退学後の筆者との出会い

Qは結局、医学部を退学し、家の中に引きこもって、たまに本屋やビデオショップに行くだけの生活になった。家で荒れるときもあるが、不思議なことに自分から警察を呼んで、「親を殺しそうだから止めてくれ」と言うなど、自分でも自分の攻撃性を持て余している様子だった。

そんなQが両親に連れられて筆者のもとを訪れたのは、すでに三〇歳になった頃である。Qは表面上は穏やかであったが、無表情でイライラしており、拒絶的な感じを受けた。筆者とのカウンセリングは型通り、これまでの事情を聞くことから始まったが、三、四回目に早くも怒り始めた。早口なのでよくわからなかったが、「聞いているだけで治るとでも思っているのか！　このアホ！」「眠そうにしていて、やる気があるんか！」「お前みたいな奴は殴り殺してやる！」といった内容で、筆者はその口調の荒々しさに一瞬恐怖を抱いたが、この怒りそのものが治療の焦点だという気がし、怒りの背後にあるQの絶望感を感じ始めた。

しかし、あまりの大声なので、待合室の他の患者さんのことも気になり、「怒るのはいいけど、他の患者さんの迷惑になりますから声を落としてくれませんか」と言うと、彼はますます怒り出し、「他人のことまでかまっていられるか！　このボケ！」と怒鳴り出す始末だった。

やむを得ず、彼の怒りをとことん見てやれ、と覚悟を決めて聞いていると、次第に怒りは鎮まってきたが、「何とか言ったらどうだ。こっちは金払って来ているんだ」と言うので、筆者が「何か言っていいんですか？　何か言うと、けとばされそうで恐いんですが」と答えると、Qは「そんなことでビビってどうするんや。聞いてやるから言え！」と怒鳴る。

そこで筆者は、「あなたの怒りはとても歴史が深く、非常に重大なことのように思うのですが、少し、それについて聞いていいですか？」と言うと、黙ってうなずいた。そこで聞いていくと、Qは、「いちばん腹が立つのは親父だ。小さいときはほったらかしで、言うことは『兄貴たちに負けるなよ。おまえは兄貴たちと違って頭がいいんだから』といったことばかり。こっちの相談には何も乗ってくれないし、話も聞いてくれなかった。母親はまだ俺の話を聞いてくれたが、聞いてくれているだけで何のアドバイスもないし、話がややこしくなると、『お父さんの仕事を手伝わないと』と言ってすぐ逃げ出した」などと語り始めた。筆者が「ずいぶん寂しい思いをしたんですね」と同情すると、今度は素直に「そう、寂しくて寂しくてたまらなかった」と肯定し、次のように続けた。「それに、友達と遊ぼうとすると、『そんな無駄なことをするぐらいなら勉強するほうがいい。おまえなら兄たちが行けなかったK大医学部に行けるから』と言われ、友達との付き合いも禁止され、ひたすらK大を目指してがんばった。合格して両親に喜ばれたときはうれしかったが、大学生活は全く楽しくなかった。そして留年が決まってカウンセリングを受けると、前々からの疑問（「俺は片輪人間では？」）が明るみになり、絶望した。俺はK大医学部という名のもとにすべてを犠牲にした。絶望だ。もう手遅れだと思った。そしてむらむらと親に対する怒りが湧いた……」筆者が返す言葉を探しあぐねていると、Qは「今となっては、親への復讐だけが生き甲斐。こうやって引きこもって親を苦しめているのも復讐の一つなんだ」と続けたが、筆者はますます返す言葉がなく、とりあえず「あなたの話はとても印象的でした。いずれにせよ、もっともっと聞きたいので、また来てくれませんか？」と応じるのが精一杯だった。

(4)　復讐としての免許取得

次回にQが現れたときも、話はどうしても親のことに向かってしまい、Qが怒り、復讐、絶望を主張するだけの面接が続いた。筆者はうんざりしたが、「ともかく今は怒りを聞くときだ」と自分に言い聞かせた。あるとき、「もし復讐がうまく遂げられたら、その後はどう過ごしたいですか？」と聞くと、「そんなこと考えもしなかった。そうだな、あちこち自然の中を歩き回ってみたいな。でも、外へ出るのは嫌だし」と言うので、「車があればいいですね」と返すと、「でも、免許持ってないし」とのことであった。

そこで、筆者が「自動車学校の教習代と車の購入代金を親に払わせるのは、一つの立派な復讐になりませんかね？　これだと警察につかまることも、病院に入院させられることもないし」と持ちかけると、自信なさそうに「できるかな」答えた。しかし、免許取得という目標が定まると、すぐに教習所に申し込んで猛然と立ち向かい、免許を取得して父に車を買わせた。

(5) 新たな出会いと再出発

Qは毎日、ドライブと自然散策をして過ごしたが、あるとき峠で怪我をして動けなくなっている登山者を見つけ、病院まで運んであげたところ、ひどく感謝され、彼から食事に招待された。その後、彼と山歩きに行ったり、また彼が属しているハイキング部の仲間たちと一緒に山を散策したりしているうちに、少しずつ元気が湧いてきた。

Qは彼と親しくなり、今まで誰にも話さなかった身の上話をすると、彼から、「実は俺も法学部に行っていたんだけど、中退して今は医療技術短大の放射線学科にいるんだ。ここは実に面白いよ」と聞かされ、Qも受けてみようと思った。もともと頭のいいQは苦もなく入学し、彼の後輩として、彼が部長を務めるワンダーフォーゲル部に入部した。そこであるかわいい女性と知り合ったが、彼女もまた親の愛を十分に受けずに育ったとのことだった。Qと彼女は徐々に親密になっていたが、彼女から「いつまでも親への復讐にこだわっていないで、自分自身の納得する人生を歩んだら？」と言われ、はっとし、それ以後は親への復讐や絶望をほとんど口にしなくなった。
彼は今、短大を卒業後、某病院で放射線技師として充実した毎日を送っている。そして、いずれ彼女と結婚する予定である。カウンセリングの終わりにQは、「先生や彼や彼女に出会って本当の自分を発見した。というより、本当の自分を初めて形成することができた。先生がいつも言っているように、本当に『人生は出会いとロマン』だと実感している。それと、先生は僕の怒りを初めて真正面から受け止めてくれた。この経験はとても大きかったと思う。今は、親を許そうと思う。親も悪気で僕に勉強を勧めたわけではないのだから」という感謝の言葉を残し、クリニックをあとにした。

【総合解説】　もはや解説の必要はないだろう。親の言うままに「勉強だけの人生」を送り、挫折と絶望の果てに怒りと復讐の鬼と化したQだが、筆者がその怒りをなんとか聞き続けたこと、怒りの背後に絶望が見えていたこと、生産的な復讐としての免許取得、山好きな彼との出会い、医療短大入学、彼女との出会いと親密化などが、難事例の回復要因になったのだろう。

第四節　絶望感に対する22の治療ポイント

さて、絶望感に対する取り組みの最終的な説明として、「絶望感に対する処方箋」を《22の治療ポイント》という形で個条書きにしておく。これは治療者のためのものだが、同時に患者・クライエント・家族の方にも役立つことを願っている。

①理解する（絶望の内容・中身・程度・原因などを）。
②表現させる（絶望を表現しやすくすること、質問や引き出し方に留意すること）。
③波長合わせをする（患者は絶望感を言いたくないこともあるので、患者の気持ちに合わせながら、絶望感の共同探求を進めていくこと）。
④つながり・伝達・関係性を重視する（治療者が患者の絶望感を理解し、患者が自分の絶望感を理解してもらえているという相互確認が重要。この共有はきわめて大切で、治療者との関係性を深める。絶望感の強い患者にあっては、特に「つながりはいのち」なのである）。
⑤希望と同様、絶望感は生きるうえで重要なものであるという認識を持つ。
⑥過去から現在までの心の整理をする（真の整理とは未来につながる整理である）。
⑦想像力を働かせる（いろんな角度からものを見れば、多くの可能性につながる。サルトルは「牢獄にも自由があった」という表現で想像力の重要性を説いている[60]）。
⑧マイナス思考（悪いほうにばかり考える傾向）を認めながら、プラス思考（よいほうに考える傾向）の癖を徐々につけていく。
⑨自殺防止について配慮する（絶望感が和らいでくると、逆に自殺の能力が増えることがある）。
⑩論理性を回復させる（筋道を立て、物の道理に従って考えられるように導く）。
⑪楽にする。苦痛を和らげる（薬、リラクセーション、マッサージ、呼吸法など）。
⑫生活を、身体のリズムに合わせて規則正しくさせる。
⑬社会的・経済的困窮に対してアドバイスする。
⑭絶望感の原因を探求し、減らせる要因と減らせない要因を区別する知恵をつける（減らせる要因は

減らす工夫を、減らせない要因は受け止める勇気を）。
⑮むなしさに対しては、それを認めたうえで「豊かな空」を提案してみる。
⑯手遅れ感を尊重すると同時に、それについて話し合う。
⑰日常性や反復の重要性を認識させる。
⑱「瞬間は永遠である」という感覚を持たせる。
⑲患者の大事にしていたもの（友情、家族愛、恋愛、性の喜び、子育て、夢中になっていた活動など）を重視し、それが今後の人生を支えるものだということを認識させる。
⑳自己否定を尊重しながら、自己変革、自己肯定の道を共に探っていく。
㉑絶望が他の表現（怒り、イライラ、身体症状、痛みなど）を取ることに注意。
㉒治療を継続する（ただし、役に立つ治療の継続である。「持続は力なり」という言葉を思い出すこと）。

以上の《22の治療ポイント》を常に実行できるとは限らないが、困難なときは、なぜうまくいかないか、冷静な原因探求を心がける。焦らずに、じっくり取り組むことが大事である。

絶望感に対する治療ポイントは、これ以外にさらにあると思われるし、個々人によっても違うだろう。治療と同じく、絶望への取り組みも一種の芸術なのである。

第六章　望ましい治療者像

これまで、治療における困難や絶望とその対策について長々と記述したが、おそらく困難や絶望への適切な対応こそ、治療の真髄であり、最重要点であろう。

もう一つ強調したいのは、治療者の責任の重大さである。先に病状や病名は患者と治療者の合作だと言ったが、治療においても同様である。治療者によって、①治癒水準の上昇・下降、②治療期間、③生きやすさなど、要するに予後（発病後の運命）が相当違ってくる。このことは、第二章以後の実例からも理解していただけるだろう。

そこで、筆者なりに今一度、「望ましい治療者像」というものを考えてみたいと思う。ただ、「治療者」といっても、精神科医と臨床心理士では役割が多少異なるので、その点は配慮した。

1　熱意がある

患者の歴史や苦悩に対する治療者の熱意や関心は、基本中の基本である。これがなければそもそも治療は成り立たない。人間や人間の活動、心の動きに興味・関心のある治療者ほど、治療成績はいいようである。

ただし、この熱意は持続的でありながら、あまり目立たず、にじみ出るくらいがよく、患者・クライエントを振り回さない程度であることが必要だ。過剰な、これ見よがしの熱意は相手を不快にさせるだけでなく、危険でもある。そうした治療者の熱意はたいてい長続きせず、相手を失望させる。ほどよい熱意は、治療者がそれを強調しなくても、わかる人にはわかるものである。

2　癒し人としての素質がある

熱意と同時に大事なのは、相手を癒す資質が十分あるかどうかである。癒し人の資質としてどのようなものが挙げられるかは難しいが、そばにいてくれるだけでなんとなく安心感が得られる人や、ほっとする感覚を抱かせてくれる人だろう。言い換えれば、他者の立場に立って考えられる人、目に見えない心の動きに対する感受性に優れている人、目に見えない心の襞や生命の流れに敏感な人、ふつうの人では感じ取れないところまで思いが至る人を指すのかもしれない。

また、癒し人の資質とは何かを懸命に考え、そこへ向かおうと努めている人、心を癒すことの重要さと難しさを謙虚に受け止めている人も、癒し人の資格があるかもしれない。

3　技術面で優れている

熱意や資質と同時に大切なのは、治療や面接の技術である。技術というと機械的な技を連想する人もいるが、とんでもないことで、どんな場面でも発揮できる創意工夫としての技と術である。腕前や技芸、技能といってもいいし、芸術的能力といってもいい。しかし、それには当然、責任と科学的精神を伴う。その意味で、精神治療や心理療法は、芸術と科学の粋を集めたものといえるかもしれない。

具体的には、患者・クライエントが面接中に、「あの先生（治療者）と話していると何でも言いたくなる」「いろんなことに気づかされる」「自然と話が整理される」「聞いてもらうだけで自分の問題点がわかる」「行き詰まっている今の事態に光が見えてくる」と感じるような治療者である。このような治療者は、患者の話を理解しながら聞いており、とまどいながら聞いている治療者とは決定的といえるほどの差がある。患者の話を熱心に聞いているか、理解しているかなどは、治療者の表情、顔つき、目つき、うなずき、あいづち、呼吸、顔色、雰囲気などに出てくるので、患者・クライエントには自然に伝わるのである。

また、患者の話が止まった場合、適切な質問をして患者の表現を引き出したり、さらには、クライエントの話がまとまらないときは適当に要約してあげたりするなど、要するに、患者・クライエントの表現能力・整理能力を高められるような治療者が技術面で優れているといえる。

4　患者・クライエントの質問を適切に扱える

第四章でも述べたように、患者・クライエントは、自分が病気かどうか、病気だとしたら病名は何か、病気の原因は何か、治るのかどうか、いつ頃治るのか、どうしたら治るのか、子どもに対してどう接したらいいのか、といったさまざまな質問を投げかけてくる。患者は、話を聞いてもらうだけではなく、質問に答えてほしくて来ているのである。

もちろん、患者の質問は根源に触れることが多く、できるだけ患者に考えさせるほうが治療の役に立つので、単純に機械的に答えるのはあまりよくない。その質問を一緒に考えてあげることが大事なのである。

5　安心感と安全感を与え、孤立感と異常意識を和らげられる

患者は不安のただ中にいて孤立感を抱き、自分は異常になった、ふつうの人間からはずれてしまった、と思っていることが多い。このような人に安心感を与え、孤立感・脱落感を和らげることも治療者の役目である。そのためにはおそらく、「そばにいてあげる」「話を聞いてあげる」「話や患者を理解する」「患者と応答する」「患者と波長を合わせる」「患者と共に問題点や解決策を探る」といったことが必要

になるのだろう。

このうちの一つだけでもある程度達成できれば、患者の不安は減り、安堵感が増えるだろう。まことに「生きるとは、つながること」というきわめて単純な真実に気づかされる。

6　問題点（病名）や目標・見通しなどの説明がある程度できる

患者・家族は、話を聞いてもらうだけでは安心できない。やはり、自分や自分の子どもに起こっている現象や事態が何なのかを知りたがっている。それゆえ、ある程度話し合って患者・クライエントの事情や背景が見えてきたら、それを説明すると同時に、問題点（この改善が治療目標になる）を言ったほうがいい。

しかし、あくまでも参考意見や仮説として言うのであって、絶対的なものとして宣言するのではない。そこが身体疾患との違いである。そして、「こういう点（たとえば「不安に振り回されること」）がいちばんの問題点だと思いましたが、いかがですか？」と聞いて、相手の反応を見る。ただし、問題点が理解されず共有できないまま次に進むのはよくない。波長がずれると、治療はそこで停滞・後退してしまう。共有されない場合には、その点についてよく話し合う必要がある。

「精神病理の共有」は、それだけで重大な治療ポイントである。それに、患者・家族の中には病名を知りたがる人も多いので、その場合は、第二章・第四節の「病名告知のポイント」のような作業をする。

問題点が共有されたら、次は治療目標の設定である。ただ、治療目標は、患者の主訴が出発点になるので、順序が逆（治療目標の設定のあとで問題点の共有がなされる）になるときもある。

治療目標を説明し、共有がなされたら、ある程度の見通しや治療モデルを説明し、それについて話し合っておくほうがいい。患者・クライエント・家族が聞いてくればもちろんだが、聞いてこなくても、治療者の側から「今後どうなるか心配ですか?」とか「それを知りたいですか?」と聞いてあげることが大事である。彼らが望めば、もちろん話し合う。

そこで、治療者はその心の病に関する知識と治療モデルについて精通しておく必要があるのである。ただ、第四章でも述べたように、見通しといっても現実には未確定なので、「あなたの(または、あなたのお子さんの)ような場合は、私や他の治療者たちの経験では、これこれになることが多かったようです。しかし、心の病の場合は、一人ひとり事情が違うので必ずそうなるとは限りません。今の説明を聞いてどう思われましたか?」などと尋ねて、見通しについて話し合うことになる。また、見通し通りにいかない可能性もあることを告げ、そうした場合の対策についても話し合っておくほうがいい。

したがって、治療者は楽観的な最良の見通し(これが治療モデルというものである)だけではなく、最悪の見通しやその中間的な見通しも持っておく。そして、そのときの最善の方法についてよく調べ、あれこれ想像しておく。治療者の想像力は、患者の予後を左右するほど重大なものである。

また、見通しを左右する種々の要因(本人の自覚と治療意欲、家族や治療者の働きかけ、関係者や周囲の動き、運と縁、その他の要因)に精通しておき、患者・家族と波長を合わせながら話し合う必要がある。そうすることで、うまくいけば、患者・家族は、自分の役割が何であるのか、自分は何をしたらいいのか、何をしないほうがいいのか、といったことが自然に理解できるのである。

7　治療中の困難に耐え、その原因を考え、それをクライエントの役に立たせられる……………

第四章でも述べたが、治療は困難の連続である。だが、最も困難な点にその本人の問題点が潜んでいることが多いので、この困難を大切に扱うべきである。

そのためには、治療の過程で起こる困難について、可能な限り、想像しておくことが大事である。治療者の想像力と知識と情報は、困難をむしろ治療のチャンスに変えることができるだろう。

8　困難の中でも比較的安定した精神状態でいられる

いくら困難が治療のチャンスだといっても、苦しいものは苦しい。治療者は、種々の困難に出会い苦しむことを避けられない（治療意欲に乏しい、治療に否定的、治療動機が非現実的、沈黙が多い、関係ない話ばかりする、治療者に対して質問責めにする。その他、怒り、失望、不信、不満、行動化、自傷他害行為、自殺の予告、すがりつきなど）。その苦しさとは、不安（この困難がいっそうひどくなり患者の状態が悪化するのではないか、自殺するのではないかなど）、憂うつ（なぜこんな辛い困難に出会うのかなど）、無力感（自分は駄目な治療者で患者さんに何もしてあげられないなど）、困惑（どうしていいかわからない）、後悔（なぜ自分は治療者の道を選んだのかなど）、罪責感（自分は役に立たないだけでなく患者に迷惑をかける治療者だ、申しわけないなど）といったものだろう。

しかし、ここで大事なのは、この苦しさを素直に冷静に見つめるべきだということである。困難の出所は患者・クライエントの側なのだから、彼らの問題点をよく探り、とりあえずどうするのが最も適切かを考えるようにする。

もし冷静になれなければ、仲間や先輩、スーパーヴァイザーに相談するのがいい。どちらかというと、相談相手を持っている治療者のほうが治療成績はいいようである。

いずれにせよ、治療者の冷静さや精神的健康さは、自分のためというより、患者・クライエントの将来にとってきわめて重要である。現に、冷静さを欠いて行動したり、心身症になったり、果ては自殺にまで追い込まれた治療者も多くいるのである。

9　治療者自身に自己の能力や精神状態などの自覚がある

治療者は、自分のことや自己の能力、精神状態、限界をよくわかっているほうがいい。つまり、できることとできないことが区別でき、できないことや限界を越えるようなことを要求された場合には、相手に応じて適切に断れることが重要である。

ただし、「できること」と「できないこと」の区別は難しい。治療者は往々にして「できないこと」を引き受けたり、「できること」を避けたりしがちである。あることをやってもうまくいかず、仮に悪い事態になったとしても「何とかできる見通しを持てる」のが「できる」ということだろう。しかし、この判断は難しく、治療に限らず人生最大の難問でもある。

10　どんな話題にもついていける

患者には、適切な質問を考えてくれる余裕や能力のある人もいるが、たいていはそうした余裕や能力がなく、治療者を何でも答えてくれる専門家とみなして話しかけ、いろいろな質問をぶつけてくる。精神科医にカウンセリングのことを聞いたり、臨床心理士に薬のことを聞いたりすることもある。もちろん、知ったかぶりをするのはよくないが、ある程度の謙虚さと関心を持ちながら、患者・クライエントの話題についていけるほうが、患者の安心感が増し、治療が前進する。

患者・クライエントが臨床心理士に、本来なら精神科医に向ける「この薬はいつまでのんだらいいのでしょうか？」という質問をしてきた場合も、精神科医とその問題について話し合うように援助してあげたり、薬の役割と限界について一緒に考えてあげたり（もちろん「精神科医ではないから参考意見だが」と断りながら）すれば、「薬のことなどわかりません」と回避する心理士よりも、患者・クライエントから信頼されるのは間違いないだろう。そう対応することで、この臨床心理士は、薬を話題にしつつ、患者・クライエントの自己主張能力や自己検討能力を高めるのに寄与しているのである。

11　一つの治療法・スタイルに固執せず、患者・クライエントに添っていける……………

患者はさまざまな要求や問題を持ってやってくる。そこで治療者は、患者を自分に合わせるのではなく、自分を患者に合わせるべきである。仮に治療者が精神分析の専門家であるとしても、患者からすれば、行動療法、家族療法、認知療法など、いろいろな療法に精通しておいてほしいと思うだろう。真の精神分析家（たとえばフロイト派の）であれば、ユング派のこともアドラー派のことも、またロジャーズのクライエント中心療法にも認知行動療法にも精通しているはずである。

このように、治療者は柔軟で知識豊富であってほしい。別の例で言えば、「優れた薬物療法家は一種の心理療法家でもあり、優れた心理療法家は薬物の大事さを知っている」ということになる。

12　重症例（精神病、境界例、人格障害など）の面接経験を持っている……………

重症例を一例でも経験しておくと、軽症例もよく理解できるようになるが、逆はない。たとえ軽症例を豊富に経験していても、重症例になると困惑してしまう治療者がいる。これは、重症例というものがさまざまな困難を含んでいると同時に、人間が基本的に失ってはいけないものを失っているかなり危機的な事態であることに関係している。

重症例を扱えば、治療の真実だけでなく、人間の奥深さが見えてくる。また、健常なクライエントに対してとっているような受容、共感、非指示的態度が役に立たないどころか、大変危険なものであることも知らされる。表面的・形式的なマニュアルや既述のガイドラインでは、歯が立たない事例が多いのである。

したがって、重症例を扱うことは、治療者としての飛躍・成長に大きく役立つ。ただ、困難も並大抵ではないので、相談相手として精神科医なら適切なスーパーヴァイザーを、臨床心理士なら適切な精神科医を得て取り組むのがよい。

13　チームで連携治療ができる

治療は、対象が重症、困難事例になればなるほど、チーム治療が必要になることが多い。チーム・スタッフとしては、精神科医、臨床心理士、看護師、心療内科医、作業療法士、理学療法士などが挙げられるが、場合によっては、他科の医師、または養護教諭、スクールカウンセラー、会社の産業医、人事係などとの連携も重要になる。

チームを組むときは、自己と他の人々の役割・連絡を密にし、治療という大目的へ向けて結集すべきである。

安易な一般化はできないが、通常は精神科医がチームリーダーの役割と責任を担うことになる。また、臨床心理士が他のスタッフのカウンセリング的支えをするとうまくいくことも多い。精神科医が表のリーダーとすれば、臨床心理士は陰のリーダーといえるかもしれない。また、チーム・スタッフは、単に友好的であるだけでなく、必要であれば厳しい批判を含んだ相互討論ができるような関係でなければならない。

治療、特に重症例のチーム医療は、オペラや映画などの総合芸術に似ているような気がする。指揮者・監督とプレーヤーやスタッフとの連携がいかにうまくいっているかで、勝負が決まってくるのである。

14　緊急事態やクライエントの危険性について予想できる

治療においては、困難だけではなく危険な場面に出会うことが多い。特に、自己・他者破壊傾向の危険について常に敏感であり、適切な処置を施すことが求められる。場合によっては、救急病院や精神科医・他科医師に直ちに連絡できるネットワークも必要となる。

15　ある程度の身体的知識や関心を持っている

精神科医の中には、精神分析や精神病理学の見地からのみ患者に向かっている者もいるが、最低限の身体的知識を持っているほうが、患者・クライエントは安心できる。なぜなら、心身一如といわれるように身体と心は一体なのである。せめて、日常起こりやすい身体症状に関して、その緊急性・危険度、予想される原因・病名、自分でできることとできないことの判断、できない場合の送り先の判断、できる場合の応急処置などの知識・経験を持っていることが必要である（意識障害、失神、頭痛・腹痛・腰痛・胸痛などの各部位の痛み、発熱、けいれん、出血・喀血・吐血・下血・血尿、ショック状態、麻痺、呼吸困難、動悸、下痢・便秘、黄疸、疲労倦怠、のぼせ・冷え、めまい、せき・たん、食欲不振・過食、肥満・痩せ、吐き気・嘔吐・胸やけ、不随意運動・震え、しびれ、むくみ、発汗異常、発疹、視力低下、聴力低下、生理不順などへの対応)。

また、精神症状の背後に身体症状があるケースがあることも忘れてはならない。うつ状態の背後に身体病が隠されているかもしれないし、頭痛の背後に脳腫瘍があるかもしれない。なにも身体の専門家にならなくてもいいが、そうしたアンテナを持っていることは大切である。

これは臨床心理士にもいえることで、身体にも少しは関心を持ち、必要ならば医師と相談する。心理学だけではなく「身理学」も重要なのである。

16　正確かつ有益な診断・心理査定ができる

精神科医にとって診断は重要であり、治療の基礎になるが、病名診断だけでなく中核的問題点、状態、適応度、パーソナリティ、家族などの周囲の状況、予後、治療の見通し（最良と最悪の結果）、治療上予想される困難などの診断も欠かせない。

心理士も、アセスメント・心理査定が大事で、ロールシャッハテストなどをこなせるぐらいの力量をぜひ持っていただきたい。

17　治療者自身の隠れた欲望を自覚する

治療者は、患者の役に立ちたいという目的の裏に、さまざまな人間的欲求を持っている。たとえば、自分の能力を証明したいという自己愛的欲求、研究の対象にしたいという欲求、金銭・研究・著作の対象とする欲求、親密感への欲求などである。治療者自身はこれをよく自覚し、クライエントの役立つように使うことが大事である。

こうした欲求は、人間なら当然持つことである。もちろん、欲求が優先されれば治療の妨害になり、患者を傷つける危険が大きい。したがって、そうした人間臭い欲求を何よりも治療の前進に向けて使い、治療が成功したときの副産物として、患者の害にならない範囲内で満たしていけばいいだろう。

18　薬を出すときに適切な説明と話し合いができる

これは主に精神科医に関することだが、薬を処方するときは、きちんとした治療方針を説明し、その一環としてこういう目的で処方する、という説明が大事である。

多くの精神科医は、薬の処方のときに、インフォームド・コンセント、つまり説明と同意を得る作業をしていると思われるが、大事なのは、薬の説明が相手側に正確に伝わり、相手が正しく薬を使えるかどうかである。さらに、薬に対する過大評価も過小評価も禁物で、ほどほどの応援部隊だという正確な評価を伝える必要がある。薬を過大評価しすぎる結果、期待が裏切られてかえって悪化したという患者もいる。大きく見れば副作用の一つである。

さらに、「薬はのまない」と言われたら医師は困るかもしれないが、実は薬をめぐって病気や患者の問題点を話し合える絶好のチャンスであることを忘れてはならない。

19　柔軟性と想像力を持っている

筆者は「症状や病名は合作である」とか「病名は便宜的な概念である」などと言ったが、とりあえずそう考えたほうが治療に役立つと思っているだけである。ひょっとしたら「原因・病変・症状・経過」

が一貫する疾患単位があるかもしれないという可能性を捨てているわけではない。

治療者は、病気を人間関係や社会状況から見る視点と身体医学的に見る視点との両方が必要である。つまり、心理療法学・社会関係学・発達心理学などに基づくとともに、大脳生理学・生化学・病理学といった生物学的精神医学にも開かれていることが治療的である。

そして、いったんつけられた診断や病名に固執することなく、それを出発点にして、自由なアクティヴ・イマジネーションを広げていくことが肝心である。サルトルは「狂気は自由と想像力の欠如だ」と言ったが、治療者が柔軟性・自由性・想像力を欠くと、よき展開は望めない。

20　指導者・仲間がいる

テニスも碁もピアノもよき指導者がいれば伸びるのと同様に、治療にも当然、よき指導者が必要である。しかし、趣味や遊びと違って、患者・クライエントに責任を負っている点で重大性が異なる。ただ、難しいのは、よき指導者とはどんな人を指すのか、それをどうやって見つけるのかである。指導者がいなければ仲間でもよく、一人で治療するより危険が少ない。

21　自由自在の境地でふるまえる

いろいろ述べてきたが、真の治療者なら、今まで述べたことを参考にはしても、とらわれたりはしないだろう。治療とは何かを患者と共に考えながら、適度にそこから離れ、自由（勝手きままというより、自らに由《よ》るという意味）にふるまえることが大事である。

ただ、以上に挙げた内容は実は大変難しいことで、一つの理想を示しているのかもしれない。しかし、すぐに到達できなくても、何か目標があるだけで人間は歩き続けられるものである。筆者もとうてい、上記の条件を満たしていないが、そこに向かってゆっくり歩んでいこうと思っている。

第七章　望ましくない治療者像

前章では「望ましい治療者像」を示したが、本章ではそのネガ（陰画）にあたる「望ましくない治療者像」を示すことにする。記述しながら、つくづく治療者も患者もその家族も同じ人間だという気がするが、治療者はそれなりの力と責任を持っているので、以下のような対応は決して許されるべきではない。

筆者自身もそうならないよう、自戒を込めて考えてみたい。

1 機械的対応型

この治療者は、治療において症状観察や病名特定だけに目が行き、病名がつくと安心してしまい、思考停止してしまうタイプである。そのあとは、機械的投薬と機械的説明だけで終わってしまう。確かにＤＳＭ－Ⅳなどで病名の目星をつけるのは大事かもしれないが、病名はあくまで参考意見・指針であって、治療の終わりではない。病名を出発点にし、患者の困っている点についてあれこれ一緒に考えていけば治療は進むのだが、病名づけをゴールと考えると治療は硬直的になる。

精神科医・鈴木国文は、病名づけで思考停止せず、臨床場面での驚きや逡巡を尊重することの大事さを説いている[5]が、そこには最近のマニュアル的な体系化傾向や機械的対応型の精神科医の増加に対する危惧があると思われる。

もう一つつけ加えると、うつ病者が一〇〇人いれば一〇〇通りのうつ状態がある。これを十把一絡げに扱って患者の個々性を尊重しないと、治療は停滞してしまうことが多い。

しかし、こうした機会的対応型の改善はけっこう難しい。というのは、機械的対応でも半数ほどは治るからである。多くは自然治癒だろうが、治療者の不適切な対応にもかかわらず治っている例があるため、治療者はなかなか自分の態度を振り返らない。また、精神医学の体系には、便利なことに難事例や遷延例の項もあり、治らないことを患者のせいにすることもでき、いっそう反省されにくい。

2　傾聴忌避型（オートメーション型・流れ作業型）

患者の話を少し聞いただけで投薬と指示を出し、患者に質問させたり、口をはさませたりしないタイプである。精神科医に多いのだが、治療するというよりも、患者を次々に流して早く診療を終えることだけに気を使っている。

しかし、そう話を聞かなくても一見治ったと感じられる患者もけっこうおり、そのため、「話などあまり聞く必要がない」「話をされるとかえってややこしくなる」と言ってはばからない治療者でも生き残れるのである。

3　決めつけ・権威的型

患者の話を聞いたあと、「あなたの記憶障害や抑うつ感は、小さい頃の虐待にあります」などと決めつけて言うタイプである。心の病の場合、原因ははっきりしないことが多く、仮説でしかないことがほとんどである。また、正しいかどうかの基準もあるわけではない。あくまでも、患者と共有できる、役立つ原因を共同探求することが大事なのである。これも精神科医に多いが、心理士のなかにもよく見られる。

たとえば、患者・家族に対する指示でも、「とにかく休んでおきなさい」「薬をのんでおきなさい」と、一方的・権威的に指示することが多い。

しかし、権威に従う従順な患者もある程度はいるので（患者は主体性に乏しいので従順になりやすい）、こうした権威的治療者であっても活動できるのである。

4 患者おまかせ型

権威的型とは反対に、何でも患者の言う通りにするタイプである。患者が「先生、この薬はどうでしょうか？」と聞くと、すぐに「じゃ、それを出しましょう」と応じ、「先生、私は入院したいんです」と言えば、「じゃ、入院先を探しましょう」と応じる。「先生、もうそろそろ会社に出たいんですが、心配な点もあります。どうしたらいいでしょうか？」と聞かれたときも、「それはあなたの決めることです」と患者まかせにしてしまう。

一見、患者の主体性を尊重しているようだが、全く異なる。薬にせよ入院にせよ出勤にせよ、まずはそれらの意味を探り、メリット・デメリットを検討し、どの対応が最適かを相互探求するのが正しいやり方である。また、検討し尽くしたものの患者が決断に悩んでいるときには、治療者は、「これは決して押しつけではないし、あなたが決めることだが」と前置きしたうえで、「私なら、会社に出る前に上司や同僚と気楽に会話できるかどうかを見極めて決めます」などと、参考意見を述べるべきである。そうすれば患者は手応えを感じ、より正しい決断に導かれるだろう。

このような主体性のない治療者は意外と多く、表面上は親切なように見えて、実は患者と真剣に向き合っていない。さらにいえば、考えが浅く、憶病で、責任をとるのを恐がっている。

しかし、こうした没主体的な治療者でもうまくいく場合がある。それは、患者が熱心に自分の病気を勉強し、正しく判断することによって治療が進むからである。そこで、無責任な治療者でも生き残れることになる。

5　傾聴オンリー型・質問無回答型・非介入型・非共同探究型

傾聴忌避型や権威型とは逆に、患者の話を熱心に聞く治療者もいる。ただし、話を聞くだけで、助言もせず、質問に答えようともしない治療者は多い。患者に考えさせ、主体性を高め、成長させるというプラスの面もあり得るが、患者が自分だけで成長できない場合には、主体性を守りつつ、成熟を促進するような形で助言し、質問について共に考えていくのが望ましい。

患者は皆、「自分の問題は何か？」「自分は病気なのか？」「こうなった原因は何か？」「治るかどうか？」「どれくらいかかるか？」「これからどうしたらいいのか？」という、ごく当たり前の疑問を持っている。しかし、これらにほとんど答えられない治療者がけっこういて、「まあとりあえず聞いておこう」という態度をとるため、治療やカウンセリングに失望してしまう患者が多い。といって、先の質問は簡単に答えられる性質のものでもない。したがって無理に答えなくてもいいが、少なくとも患者が納得する答えや理解に到達できるよう、手助けすることが必要である。

ただ、そのような共同探求をせず、傾聴オンリーでも、健康度の高い患者はある程度、自己解決できる。それで傾聴オンリー、非介入路線があとを絶たないのだろう。

質問無回答型や非共同探究型は、心理士だけではなく精神科医にも多い。むしろ、精神科医のほうが機械的・流れ作業的になるので、質問無視の傾向が強くなり、共同探究など思いもつかないということになりかねない（患者・家族の質問の取り扱いについては、第四章第一〇節か、拙著『境界例の治療ポイント』を参照していただきたい）。

6　過剰共感型

患者・クライエントの話にやたらに感心したり、大げさに反応したりする共感過剰型の治療者がいる。これは、患者とのよき関係を一刻も早く確立したいという焦りの表れであることが多い。ただ、この共感過剰が続くと、患者は治療者にうさんくささやいぶかしさを感じ、「治療者に呑み込まれるのではないか？」と不安を感じる場合がある。

実際には、治療場面での共感は大変難しい。できてもせいぜい感情移入ぐらいだが、共感過剰型の治療者は自分の悪癖を直しづらい。一方、過剰共感を不快に思いつつも、「治療者（カウンセラー）とはこんなものだろう」と、治療者に合わせていける健康度の高い患者もいるため、治療者はつい、自分の共感路線を正しいと思ってしまうのである。

7　罪責感過剰型（関係一人占め型）

治療がうまく進展しなかったり、患者が不平・不満を表明したりすると、すべて自分が悪いとか、自分の共感不足のせいだとかと考えてしまう治療者もいる。しかし、そんなに自分を苦しめなくていいし、過剰な罪責感はむしろ大局を見誤る。

治療は共同作業なので、悪化については患者にも責任がある。治療者が全責任をかぶってしまうと、患者の病理が読めなくなり、治療はますます停滞する。

結局、この種の治療者は、全体を見ずに自分の自己否定感ばかりに注目し、関係の一人占めをしているのである。

これは一見、治らないのを患者や病気のせいにする機械的対応型よりはましなようだが、関係を正しく見られない点では同類である。

8　薬絶対型

精神科医のなかには、いまだに「うつ病は薬で一〇〇%治る」「統合失調症は薬物療法が主で、心理療法はあまり効果がない」と信じている人がいるが、この考えが根強いのは、ある程度は薬が脳や心に影響を及ぼすからだろう。

薬には「心身を楽にする」「脳の疲れを減らす」「不安・緊張を和らげる」などの作用があるので、患者にとってよき応援部隊にはなる。特に、自覚と治療意欲があればいっそう有効である。

しかし、かなりの患者は、自覚や治療意欲や信頼感や自信をあまり持てないでいる。つまり、「脳が休養したらそれでＯＫ」といった軽い事例は少なく、根深い問題までも薬で解決しようとしても無理である。薬はほどほどの期待をかけるぐらいで使うのが有効であり、それが薬の魂を生かすことになる。

こうしたことは誰が考えてもわかりそうなものだが、それでも「薬絶対型」という「いびつな思考パターン」が生き残れるのは、薬が目に見える存在であり、効かない場合は「抗うつ薬治療抵抗性うつ病」という便利なラベルを貼りつければ済むからである。

薬絶対型は、精神科医だけでなく臨床心理士にも見受けられる。筆者は、精神科医だけでなく臨床心理士からも患者を紹介されるが、その際、「このクライエントには薬が必要だと思う」というコメントをよく聞かされる。しかし、患者の話を聞くと、多くの場合、薬云々よりも深いところでの問題点が解決されていないためにうつ症状を呈していることが判明する。そこで話し合うと改善が進み、薬を処方する必要など全くなかったという例も少なくない。このように、治療の進展の不十分さを「薬が使われていないから」という形にすりかえてしまう場合もあるのである。

9 薬拒否型

薬絶対型とは反対に、薬拒否型というのもある。「こんな状態なら薬の応援があったほうがいいのにな」と思われる場合でも、医師に薬の処方を依頼しない。ある臨床心理士にそのときの気持ちを聞いたところ、次のような心情が流れているようだった（このような微妙な問題を聞けるようになるまでには、その心理士との関係の深まりが必要である）。

①最初から純粋な心理療法だけでやろうと心に決めていた（心理療法は単独では存在しないのに、いささか硬直的に考えていた）。
②薬を使ったら負けだと思っていた（精神科医へのコンプレックスがあったようである。別にあってもいいが、それを上手に利用する必要がある。なお、多くの機械的対応型の精神科医は、逆に心理士にコンプレックスを持っていることが多い）。
③薬を使うべきだとは思っていたが、精神科医を紹介したら患者を取られそうな気がした（患者は所有物ではない）。
④紹介したくても誰を紹介していいかわからなかった（治療とは本来、チーム治療であって、患者のためにも他の職種との関係構築は必然的に大事である）。

10　マニュアル・ガイドライン依存型

心の病には、それぞれの病に応じたガイドライン、マニュアル、指針のようなものがある。代表的な精神疾患であるうつ病の治療にも、一定のマニュアルがある。たとえば、①病気だと告げる、②投薬で治ると説明する、③休養の必要性を説く、④励まさない、⑤うつ状態の間は重大な決定をしない、⑥三か月で治ると説明しておく、などである。これらの対応にはいい面もあるが、もちろん例外も多い。

時と場合によっては、「病気は結果にすぎませんから、何でも病気のせいにすると前進しませんよ」「薬は応援部隊で、本隊はあなたです」「だらだら休養するのと規則正しい生活を送るのでは、どちらがいいと思いますか？」「あきらめることはないですよ。あなたはここまでがんばってこられたのだから」などという働きかけが有効な場合もある。要は、想像力を働かせて、とりあえずどれがいいかを考え、適切な対応をすることである。そのとき、ガイドラインやマニュアルは参考意見にすぎなくなる。

マニュアル依存型になると、柔軟な対応ができず、結果として治療の進展は妨害される。

11　理論押しつけ型

マニュアル依存型に似るが、自分の依って立つ理論やグループの考えに固執するタイプである。たとえばユング派の治療者は、話を夢に持っていったり、強制的に絵を描かせたりすることが多く、フロイト派、対象関係論グループの治療者は、転移関係に話を持っていくことが多い。これらの働きかけは意味がないこともないが、押しつけられた患者の話を聞くと、百害あって一利なしという感じである。

ただし、面白いことに（というか、当たり前かもしれないが）、ユング派でも夢と象徴について熟知している治療者はそんな押しつけはしない、フロイト派で精神分析理論や治療関係論を十分わかっている治療者も同様で、転移一辺倒にはならない。

ユング派であろうとフロイト派であろうと、理論に精通している人ほど、あまりそういう色を出さないものである。

12　説明不足型

治療の開始時には、一応患者の話を聞いたうえで、①問題点、②推定される原因、③治療目標、④今後の見通し、⑤治療を左右するもの、⑥治療においてしたほうがいいこと、しないほうがいいこと、⑦治療上のルール、などを仮説として提示し、相手の反応を探るのが治療的である。しかし、これをしない治療者が多い。

ただ、スーパーヴィジョンなどをするとわかるが、「しない」のではなく「できない」のが現実のようだ。原因は治療者教育の問題を含めていろいろあるのかもしれないが、由々しき問題である。治療においては「入口が出口を決定する」とよく言われる。しかし、これが無視されていると思われる。

一方、患者・クライエントの多くは、「問題点や治療目標や見通しの説明を初めて受けました。今までの精神科医からは『この薬を飲んでいればいい』と言われるだけでしたし、カウンセラーの方には話を聞いてもらうだけでした」と言う。説明を要求しない患者や、十分に説明しなくても治っていく患者が多くいるので、説明不十分という悪弊が絶えないのである。

13　解説者型

病気や病名や症状や原因の説明はするものの、具体的にどうするかの説明が足りない治療者がけっこういる。つまり、解説優位傾向になるのである。このような治療者は、患者・家族から「この場合、どうしたらいいんですか?」と尋ねられても、「それについては個々の場合があり、一概には答えられませんね」とか「ケースバイケースですね」と言って逃げてしまう。あまり役に立たないだけでなく、患者に不満、不信を与え、有害でさえある。

もちろん、解説が無用というわけではない。ただ、解説をした場合は、患者にどう受け取られたか、理解されたか、役に立ったかを探っていくのがいい。

また、患者から「どうしたらいいですか?」と質問された場合は、患者に考えさせながら、なるべく患者の考え・感情・意見を引き出し、その整理を手伝う。と同時に、「あくまで、押しつけではなく参考意見ですが」と断ったうえで、「私があなたの立場ならこのようにしていきますが、あなたはどう思われますか?」と具体的な意見を述べて、それが患者にどう受け取られたかを探っていく。

解説者型の治療者は少なからずいるが、治療者の言葉を必死に考え、有効に生かしていく患者もいるので、解説オンリー型の治療者でも生き残れるのである。しかし、傾聴オンリー型、患者おまかせ型と同じく、無責任であることに変わりはない。

14　過剰防衛型（悲観的見方傾向）、難事例排除型

治療者、特に医師の場合、予後や見通しをことさらに悪く告げることが多い。たとえば、「これはうつ病の治りにくいタイプですね」「ちょっと人格障害の傾向（または統合失調症などの傾向）が入っているので、治りにくくなっていますね」「統合失調症で予後の悪いタイプですね」「薬の効きにくいタイ

プですね（治りにくいタイプという意味）」といった具合である。そして、どうすればよいかを言わない、正確には言えないのである。

この傾向の背後には、うっかり「治りますよ」と告げて治らなかったら責任を追及されるという、治療者の過剰防衛的意識が働いていることが多い。「見通しは難しいですよ」と告げて順調に治った場合は感謝されるが、逆の場合は責任追及が待っており、それを恐れるのである。

この過剰防衛型発言のおかげで、患者は恐怖と絶望にかられ、状態がますます悪化することがある。筆者のもとには、こうした発言にうちひしがれた患者が多数、受診してくる。

また、少しでも厄介な患者が来ると、「うちでは診られません」と断る治療者も多い。正直なのかもしれないが、そう言われて排除され、途方に暮れた患者はかなり多い。治療者側ももう少し工夫して、難治例（そんなに難しくないのに難治例と考えてしまう場合も多い）に取り組む姿勢を養ってもいいのではと思われる。とにかく、この「難治例排除型」の治療者もかなり多いのが実態である。いつまでも「境界例や人格障害は診られません」と言っていたら、精神科医として生き残るのは難しいのではなかろうか？

また、心理士に時に見られる過剰防衛として、クライエントから必要以上に距離を置こうとするタイプや、治療者自身のプライバシーを一切語らないタイプがある。これでは治療に必要な温かさがなくなり、患者・クライエントは「受け入れてもらえた」という感覚を持てないことになる。

15　楽観型・軽はずみ返答型

悲観型とは反対に、安請け合いしたり、軽々しく返答してしまうタイプである。比較的若い精神科医や臨床心理士に多く、彼らの話を聞くと、「私は治るでしょうか?」と聞かれたとき、元気づけるつもりで、願望を込めてつい「大丈夫、治りますよ」と言ってしまう。

しかし、期待と現実は違う。繰り返しになるが、治るかどうかにはさまざまな要因が絡む。もちろん、励まし的発言でよくなる患者もいるが、なかなか改善せず、「先生は必ずよくなると言ったのに、どうなっているのか?」と責められ、困り果てて、スーパーヴァイザーである筆者のもとに相談に来る治療者が意外と多い。

こうした治療者の気持ちはわからないでもないが、「できるだけ治る方向を目指して工夫していきたいですが、今のところ未来がどうなるかを厳密に予測することはできません。とりあえずもうしばらく、治るのを助けている要因や妨害している要因が何であるかを探っていきましょう」と言うくらいが無難だろう。

16　巻き込まれ型

楽観型とやや似ているが、過剰防衛型とは逆に、患者に過度に親切になり、必要以上に要求に応じているうちに、気づいたら治療関係の枠を越えていたという場合がある。よき関係とは、表面上仲よくしている関係ではなく、厳しい関係であるということを想起すべきである。

17　抽象的指導型

指導や助言が具体的でなく、常に抽象的なタイプである。たとえば、「どうしたらいいですか?」という質問に対して、「なるべく愛情をもって接してあげてください」とか「優しくしてあげてください」

とか「無理はさせず、楽にさせてください」などと抽象的表現で答える。患者にはあまり探求能力がないので、「そう言われればそうかな」と思って引っ込むが、よく考えれば「愛情や優しさや楽とはどういうことなのか?」という問題は相当に複雑である。したがって、患者・家族はその場ではわかったつもりでも、具体的に日常の中でどうすればいいのか迷ってしまう。また、家族のなかには、愛情を盲目的に従うことだと勘違いし、本人の言いなりになって理不尽な要求でも受け入れてしまい、病状がよけい悪化する場合もある。

抽象的指導でもそれなりに理解できる家族はいるが、より綿密に具体例を検討し、最適な対応を相互検討するのが治療的である。たとえば、「子どもが朝になって起きてこないが、どう接するべきか?」「子どもから小遣いの値上げを要求されたが、応ずるべきか?」「子どもが薬をのみたがらないが、どうしたらいいか?」「主人が会社に行きたがらないが、無理して行かせるべきか?」といった場面を想定し、どうするのが最良かを共同で探究するのがいい。そうして初めて、真の意味の役立つ「愛情」「優しさ」「楽」とは何かがわかってくるのである。

18　無責任型

いったん治療を引き受けておきながら、難しくなってくると、「すみません。私の手に負えません。どこか別の所へ行ってくれませんか」と言うタイプである。その治療者は、そう言われたときの患者・家族の気持ちを考えたことがあるのだろうか。引きつけておかれ、その綱を断ち切られたときほど、患者が見捨てられ感を抱くことはない。

治療者はあらかじめ治療のルールを作っておき、治療契約をきちんと結び、こうなった場合は入院や別の手段を考えよう、という作業をしておかなければならない。安請け合いは禁物である。治療者たるもの、「一度会えば、一生」という言葉を肝に命ずるべきである。

以上のタイプの他に、表面的理解型、ごまかし型、私利私欲型など、挙げれば切りがない。治療者はこうした病理で患者に迷惑をかけないように気をつけたいものである。

前にも記したが、治療者は単に「患者を治したい」、「患者がよくなるお手伝いをしたい」という比較的純粋な気持ちだけで動いているわけではない。その背後には、自己愛的・万能感的欲求（自分の治療能力を自慢したい）、金銭的欲求（患者を儲けの対象と見る）、研究・勉強欲求（自分の力を伸ばすための踏み台として患者を見てしまう）、宣伝的欲求（研究発表や本を書くときの材料として患者を見てしまう）、親密感充足欲求（現実の人間関係で満たされない親密感を患者に求める）など、さまざまな人間臭い欲求がうごめいている。

これらの欲求は、消そうとしても消せるものではない。大事なことは、自分の背後にあるこれらの欲求をよく自覚し、それらを患者の治療のプラスになるように工夫し、妨げにならないように気をつけることだろう。

第八章　薬をめぐって

心の病の治療では、薬は応援部隊にすぎない。とはいえ、日常の治療現場では薬に対する質問がかなり多く、はなはだしい場合はそれに終始することもある。また、薬に対するクレームも多く、それが医師・患者関係のトラブルの原因になることも多い。

そこで、治療困難点に対する対策、すなわち第四章の補足として、薬の処方をめぐる章を付け加えることにした。薬に対する患者の投影や転移感情（期待や恐れ）はかなり強いため、精神科医や心療内科医以外の心理士、ケースワーカー、看護師といった心の病に関わる援助スタッフも、薬に対する患者の思いを理解し対処する方法を考えておく必要がある。

第一節　薬を使うということ

1　薬を使う場面

①不安・緊張・憂うつ感・絶望感・焦り・イライラ感などを受け止められない状態のとき（カウンセリングや精神療法でも不十分なとき）
②不眠や興奮などが強く、日常生活にさしつかえるとき
③冷静さの回復に役立つと思われるとき（幻覚・妄想に支配されているときは、冷静に考えられる自分を見失っている）
④疲れて休息が必要なのにできないとき

⑤少しでも楽になるのに役立つと思われるとき
⑥怒りや衝動をコントロールする援助として

2　薬に期待するもの

薬を使うとき、治療者は次のような期待を込めている。

①治療の応援部隊となること
②自然治癒力を助けること
③悪循環を、良循環に変えるための刺激因子になることと、問題解決の出発点になること

不安・うつに圧倒されて何もできない
↓実際に何もしないでいる
↓自信を失っていく
↓不安・うつがますます強くなる

⇩

薬をのむことで不安・うつが軽くなる
↓外出などができるようになる
↓自信が回復する
↓不安・うつが減る

この良循環への変化はとても大事で、治療のアルファでありオメガだといえるかもしれない。

3　薬を使うときの注意点

薬をめぐるトラブルに対しては、起きてからの対処も大事だが、より大切なのは予防である。そのた

めには、患者にも治療者と同じ目的を持った薬の使用を促したい。そうした意図を含んだ患者への注意点を、次のようにまとめてみた。

①役に立つと信じて自分の意志で服用すること（無理にのまされるより自発的にのむほうがよい。特に統合失調症のような精神病圏の患者に関してはこの点が大事である）。
②薬に頼るというより、自分の状態が薬を必要としているから利用するという意識が大事。
③薬に対して過剰な期待を抱かないこと（応援部隊、助け、刺激因子、出発点と考えておく。特に悪循環を断ち切って良循環に変化させるための出発点であるという自覚が大事）。
　過剰な期待を抱くと、効いているのに、効かないほうにばかりに目がいきがちになる。「せっかく薬を使っているのに」とイライラしやすくなり、逆効果になることが多い（これは、薬の重大な副作用の一つとして考えてよい）。
④薬がより効果を発揮するためのものの考え方・観察力（正しく薬の効果を評価できる）、生活態度（規則正しく時を過ごし、活動と休息を適度に組み合わせ、リラクセーションなども取り入れるなど）、人間関係（サポートしてくれるような）の必要性がわかっており、その獲得・維持に努められること。
⑤薬の副作用を心配しすぎて、必要なのに利用できないということのないようにすること。
⑥薬に関しての心配・疑問があれば、すぐに治療者に言えるような治療関係になっておくこと。
⑦適切な処方はすぐ決まるものではなく、患者と治療者の共同作業、試行錯誤によって徐々に決まってくることも多いので、薬が効かなくてもがっかりしないこと。

なお、筆者はあらかじめ、上記の内容を記した「薬の効果を上げるための一〇か条」（巻末付録1参照）と題した説明文を渡し、患者・家族にその感想を聞くことにしている。こうすることで、薬に関するトラブルはずいぶん減ったように思う。

第二節　薬を使うことへの抵抗

1　薬使用に対するさまざまな抵抗

(1)　患者が薬を拒否する場合

患者のなかには、薬に関してためらいや抵抗を示す人もいる。また勝手に薬を抜いたり、中断したりもする。そんなとき、治療者は困ったと思いがちだが、逆にそうした患者の反応を話し合うことで、患者の背後にある問題点を知ることができると考えておけばいい。

具体的には、患者が薬を拒否した場合、拒否の理由を聞くことによって、患者の病識や治療意欲の乏しさ、薬に対する過度の恐怖心、薬や治療者に頼りたくない気持ち、薬によって変化することの恐怖、病人意識を持たされる辛さ、効用ではなく副作用しか見ることのできない一方性が明らかになってくる。

患者と話し合うことで、患者の抱えている問題点がより詳しく見えてくる。これを薬の間接的薬理効果と呼んでいるが、場合によっては、こちらのほうが効果的な場合も少なくない。

(2) 薬を使うことの是非

時には、「薬の効果はよくわかるが、不安・緊張をはじめとする人間の苦悩や迷いは、人間の成長や創造活動にとって必要なものである。だから、苦悩の解決や、人間の成長に薬を使うのはどうも抵抗がある」と言う人もいる。確かにその通りである。これはとても重要で、そうした意見の背後にある不安を探ってみると、「外的なものの助けを借りることで成長の純粋性が損なわれ、成長の妨げになるのではないか」「何か目に見えない得体のしれないものの作用を考えると恐い気がする」「食べ物と違って人工的な化学物質なので心配だ」などが浮かんでくる。

患者にとって最も心配なのは、何といっても副作用と依存性だろう。同時に、ずっと飲むことで病人意識を持たされる感じがするのも嫌だという人も多い。そして最後にはやはり、何か物質的なもの、それも化学物質で精神作用が変えられるということに対する抵抗である。

2 ほどほどに薬を利用する

患者の薬への抵抗は当然の想いとして受けとめ、その一つひとつについて考えていく必要があるだろう。

「成長の純粋性が損なわれる、妨げになる」というのは、ある程度その通りかもしれないが、あまり不安や緊張が強いと、ものごとを冷静に考えたり人の話を聞くことができず、治療者のせっかくの話が理解できない。薬で気持ちが少しでも楽になれば、理解もしやすくなる。もう一つは、治療者の言うことを正しく理解できても、実践するのは大変なことであり、精神的に不安定すぎると実践どころではないことになる。そのとき薬の助けがあれば、実践がより容易になる。つまり、薬は正しい道に到達するための一種の方便であると考えればいいのである。

ただし、薬によって過度に不安を抑えるのはよくない。修行や成長に必要な「ほどほどの不安」が好ましい。そのほうが記憶力も増進し、創造力も開発され、精神機能も高まると思われる。したがって、ちょっとした不安・不快感などですぐに安定剤に頼るのではなく、「今自分は不安にやや圧倒されている。薬を使えば、不安を受け止めて日常生活を正しく送りやすい」と思われたときに薬を利用するのがいいのだろう。つまり、ほどほどに不安を大事にし、必要なときに薬をほどほどに利用する。これが大事だが、このほどほどの判断が難しく、主体性が要求される。ちなみに釈迦は、ほどほど感覚（中道のこと）を獲得するのに六年間、死ぬような修行をしたと言われている。

第三節　薬の副作用とその対策

副作用は、薬に限らず、カウンセリングや心理療法にもある。特に、素晴らしいものであればあるほど、副作用が多い場合があるので、そのことを考えておかないといけない。素晴らしい効果・劇的な効果というのはそれだけ変化が激しいので、その分危険も多いのである。副作用の種類はかなり多様なので、それについて常に関心を払っておく必要がある。

薬の副作用は、不適切な使用や不適切な量によって起こることが多い。眠気が強い場合は量を減らせばいいのだが、「眠気が強くても不安が減るから減らさない」と言う人もいれば、「不安が少々あっても眠気が少ないほうがいい」と言う人もおり、いろいろな選択が生じる。副作用が深刻なときは、患者と十分に話し合って適切な量を選択するようにする。処方についても、やはり波長合わせと共同探求が重要なのである。

1　副作用に対する原則

副作用への対処法に決まったものはないが、筆者は一応、次の四つを考える。副作用と思えるものに関しては十分に患者の訴えを聞き、原因を理解しながら判断する。

①減薬せずに、他の対応や他の薬を投与するべきか。
②減薬するべきか。
③薬剤を変更するべきか。
④薬剤そのものを中止するべきか。

副作用が患者の誤解に基づくものだとわかったときは、そのまま同じ処方を続ける。結局、適剤・適量がいちばん大事なのだが、その判断はけっこう難しい。

副作用について患者と話し合っているうちに、患者の恐れているものや期待しているものがわかり、患者の問題点がわかる場合がある。これも間接的薬理効果と呼んでいいだろう。

2　精神機能への副作用について

精神機能、特に記憶障害などの副作用を心配する人も多い。しかし、たとえば抗不安薬などには精神機能の副作用はあるものの、適量であればあまり問題にならないようである。今の抗不安薬（ベンゾジアゼピン系の抗不安薬）が開発されて四〇年以上になるが、適量（臨床用量）の抗不安薬（ベンゾジアゼピン系の抗不安剤）を適切なかたちで使用していると、長期に連用しても、それほど大きな問題は起きていないようである[61]。

また、「認知症にかかるのでは？」と心配する人もいるが、今のところそれを証明するデータはなく、適正な安定剤使用でぼけることはないと明確に述べている。それどころか、ベンゾジアゼピン系の抗不安薬服用者は、非服用者に比べてアルツハイマー病、脳血管性認知症の発生が有意に低下しているとの報告もある。押淵[62]らのほかにファストボム[63]らは、「ベンゾジアゼピン系の抗不安剤は、認知症の発症に対して保護的な作用を有している可能性がある。機序として、ベンゾジアゼピン系の抗不安剤が、興奮性神経伝達物質であるグルタミン酸系による、神経毒性を抑制することによる神経細胞死、痴呆（認知症）発症という過程を阻害したためである」としているが、これはまだ仮説の段階である（ただ、過量投与に関しては、多くの文献で、精神機能の低下や認知症の発症を促進するとしている）。

「（ボーっとしているのではない）良質の心の安らぎ」は、安定剤によってもたらされたものであっても、認知症の発生にブレーキをかけることになるのかもしれない。

結局、薬が精神機能の老化（低下）を促進するのか、防止するのか、あまり関係がないのか、また、使い方によって悪化させたり、逆に改善・予防させたりするのかといった問題は、まだ十分な解決を見たわけではない。しかし、筆者の臨床体験から言えば、適切に使うことで精神的健康に寄与しているらしい。薬はなにか、お酒と同じような性質があるようである。

第四節　薬への依存性について

精神薬、特に抗不安薬は、いったん服用すると気持ちがいいせいか、なかなかやめられない場合がある。適量であれば長期間服用してもさしつかえないことが多いが、それでも次の点で煩わしさと不安があると思われる。①いつまでも病人意識が消えない、②定期的に病院に行かざるを得ない、③毎日服用せざるを得ない、④今のところ問題なくても、長期服薬でいつどうなるかわからないという不安がある。

ところで、「薬物依存症」的な服用はもちろん有害である。薬物依存とは、「ある薬物の精神効果を体験するために、その薬物を継続的・周期的に摂取したいという強迫的欲求を常に伴う行動やその他の反応によって特徴づけられる状態」だとされている（麻薬のような危険な薬では、耐性といって、次第に以前の量では効かなくなってくる傾向があるが、抗不安薬はそのようなことはない。つまり、抗不安薬は麻薬ほど劇的な効果がないので、かえって安全といえるかもしれない）。

依存の特徴として、急に薬をやめたとき、退薬症状として不安の増大・不眠・焦燥・吐き気・頭痛と筋緊張・ふるえ・不機嫌といった症状（強い退薬症状としては、てんかん発作、意識混濁、離人症状や非現実感、精神病症状などがある）が約半数に出てくるといわれているが、抗不安薬の場合は、長期間にわたって大量に（通常量の一〇倍前後）服薬しなければ、つまり適切な使い方をしていれば退薬症状は見られない。したがって、依存を心配してのみすぎないように注意している人は、かなり安全だといっていい。

最後に、薬をやめて不安や不眠が強くなったとき、それが依存形成によるものなのか、治りきっていないためにまだ薬が必要だったのかを判別することも重要である。

第五節　薬についての質問にどう答えるか

1　「薬をのむ必要があるのか?」「実際に効くのか?」という質問に対して

薬についての質問は、この種のものが最も多いと思われるが、この場合は、薬の効用「心身を楽にする」「不安・気がかり・緊張・イライラ・憂鬱感・あせり・怒りなどの緩和（消失ではない）する」「ゆとり、安らぎ、落ち着き、冷静さが回復する」「睡眠が改善される」「気分が改善される」「気力が増大する」などを説明し、「神経伝達物質の正常化を助ける」とつけ加えるときもある。

ただし、これらが常に一〇〇％満たされるとは限らず、わずかしか効かない場合もあること、「薬の使用法一〇か条」を理解してそれに従う人ほど効果が上がることを説明する。

そして、本人がある程度の判断力を持っているなら、「以上のことと、あなたの状態を考えた場合、もし私なら薬を利用しますが、あなたはどうですか?」と聞いて、自分で決断してもらうほうがあとでのトラブルが少ない。

また、疑いが強い人の場合、「効くか効かないか、試したほうがメリットが多いように思われますが、いかですか?」と言って、患者の反応を見ることもある。

2　「薬が効かない」「薬が合っていない」という質問に対して

この種の質問もかなり多い。こう聞かれると、治療者は嫌な感じに襲われることが多いが、やはり「患者理解のチャンスになる」と、前向きに考えるほうがいい。

この場合は、患者にまず、「どう効かないのか?」「どう合っていないのか?」「薬にどんなことを期待していたのか?」を尋ねる。うまく答えられない患者もいるが、そのときは「楽にならなかったのか?」「不安が減らなかったのか?」「眠れなかったのか?」などと質問し、本人の表現を助ける。意外とこの種の配慮が、治療者への信頼を増すことにつながるようである。

「薬が効かない」という訴えを詳しく聞いていくと、①薬に対して過剰な期待をしていた、②薬に間違った期待をしていた、③効いているのがわからなかった、④効いていることを認めたくなかった、⑤副作用ばかり気になって、効果に目が向いていなかった、⑥正しく服用していなかったなど、さまざまな問題点が浮かび上がってくる。

治療者は、それらに応じて薬の正しい使い方や効果・性質を説明し、患者の理解を高め、自分の問題点に自然に気づいてもらうようにするといい。

つまり、「効かない」という訴えを否定的に受け取るよりは、患者の治療意欲の一つの表れと考え、患者が薬を通じて自分の病状を、また病状を通じて自分自身を理解し、そのうえに立って正しい治療方法を共同発見できるようになるのが望ましい。

その意味では、「薬が効かない」という訴えは、治療上貴重なものである。

3 「いつまで薬をのむ必要があるのか?」という質問に対して

前項で、薬を長期にわたってのみ続けることの煩わしさに触れた。治ってくると、「いつまで薬をのむ必要があるのか?」という質問が出てくる。人によって千差万別だが、ここでは事例に即して考えてみたい。

ある三五歳の男性会社員（事例R）は、急激な仕事の増加とその仕事の困難を苦にして、夜は眠れなくなり、朝は仕事に行くのが不安で、動悸が激しくなり、頭痛、吐き気も生じ始めた。精神的にも憂うつと意欲低下・焦燥・不安が強くなり、集中力・持続力・決断力が低下し、ひどく辛い状態になっていた。最初は頭痛、動悸を訴えて内科を訪れたが、神経科・心療内科を勧められて当クリニックを訪れた。

さっそく話を聞いて、問題点をまとめると、①心身とも疲労し切っている、②休息が必要、③仕事を引き受けすぎ、うまくいかなくなり、そのことを気にしすぎて、生じてきた心身の不調が症状の悪化と疲労をいっそう増大させた、などが明らかになり、それらをRと共有することができた（病名をつければ、ストレス性の不安神経症とうつ状態の混合になるだろう）。

そこで、まずは休養をとって心身を休めることを提案し、③に見られる状況的・個人的要因については、心身が休まってから話し合おうということになった。

Rは会社を休むことには抵抗があったが、「今の状態で行く辛さ」と「家で休む辛さ」を比較させたところ、今は家で休む辛さのほうがましということで、休暇をとることになった。しかし、家にいても落ち着かず、脳が興奮しすぎて不眠や強い不安・緊張・憂うつ感などが持続するはずなので、睡眠と休息、不安と緊張の緩和を目的に安定剤の投与を提案した（もちろん、「落ちつき出したら、あなたと相談しながら減薬していくつもりですが」と言い添えた）。

Rは賛成したので、抗不安薬としてロフラゼプ酸エチル（一mg）二錠を朝食後一錠と眠前一錠、さらに抗うつ薬としてフルボキサミン（二五mg）二錠を朝・夕食後一錠ずつ処方したところ、よく眠れ、動悸などの身体症状は少なくなり、不安・緊張も軽減してかなり楽になり、憂うつ感も少なくなってきたと言う。ちなみにロフラゼプ酸エチルは長時間作用型の抗不安薬で、一日一回ないし二回投与で済み、じわっと気持ちをリラックスさせてくれるので、筆者は愛用している。また、フルボキサミンはＳＳＲＩ系の抗うつ薬である。これは従来の三環形抗うつ薬に比べて副作用が少なく、これにより抗うつ薬がずいぶん使いやすくなった。

その後、話し合ったところ、Ｒは、①仕事を引き受けすぎていた、②無理をしていることや疲れていることに無知だった、またはそれに気づきたくなかった、③責任感が強いという自負があったが、結局はそんな自分を自慢したかったからだ、④大量の仕事を押しつけられて腹が立っていたが、それを無理やり抑え込んでいたなど、「煩悩に負けている自分」に気づいた。

その結果、彼は今後、①仕事を引き受けるときはほどほどにしておこう、②自分の心身のありように気づいておこう、そのためいつも自分を振り返るようにしよう、③プライドや自負をなくすのは無理としても、ほどほどにコントロールしよう、④怒ってしまうのは引き受けすぎる自分に問題があるのだから、人に怒りを向けてもしかたがない、ただし正当な自己主張は工夫をしてやっていこう、⑤仕事の業績だけでなく心の安らぎも目指そう、ということになった。

すると、三週間後にはたちまち職場復帰し、状態も落ち着いたので、薬投与の一か月後、ロフラゼプ酸エチルの朝食後の服用を一日置きにするよう指示した。

これも問題がなかったので、朝食後はのまないように勧めたところ、まあまあ平気とのことで、さらに二週間、様子を見た。

ただ、朝の服用を抜くと少し動悸がして苦しいときもあるとのことで、その場合は服用するように指示した。その後一か月もすると動悸はほとんどなくなり、ロフラゼプ酸エチルの服用は眠前だけになった。

そして眠前の服用も同様のやり方で漸減していった。不眠が気になる場合はロフラゼプ酸エチルを眠前に服用するように指示したが、やがて眠前にも服用しなくて済むようになり、やがて全く不要になった。

続いて、フルボキサミンも似たようなやり方で減薬し、治療開始後半年で薬は全く不要になった。そして、以後は調子の悪いときにだけ服用することになった。

一年後に、薬がなくなったというので二週間分計二八錠ずつもらって帰ったが、それ以来、Rは来院していない。

このように、減薬は徐々に行うのが安全である。原則的には、身体の安定、精神の安定、行動の回復がなされ、それらが続くと、その持続そのものが安定剤的になり、安定剤を減らしていくことができるわけである。心身・行動が安定していない状態で薬の量を減らしたりせず、減らすといってもゆっくりである。

もっとも、いつもこのようなペースとは限らず、患者の状態や性格などによって異なってくる。減薬を早めるのも遅らせるのも、つまり、本人と治療者次第ということになりそうである。

ただ、長期服用に関しては議論の別れるところで、患者に少々苦痛を与えても減薬を考えていくべきであるという説と、常用量以内なら問題はないから、無理にやめさせる必要はないという説とがある。私の考えでは、患者のライフスタイルを考え、リラクセーションやカウンセリングを併用したりして、無理をしない程度に減薬をねらう。たとえば「一週間に一回、朝抜いてみませんか？」というような形で徐々に減らしていく。

やめるか続けるかの最終判断は、患者と治療者の決断によるような気がする。ただ、エチゾラムを一〇年間服用していた患者が、一年間のカウンセリングでのまなくていいようになった例もあり、長期服用をそれほど心配しなくてもいいのではと思われる。

筆者の患者では、少なくとも二〇〇人以上の方が、抗不安薬や抗うつ薬を二〇~三〇年間、毎日、適量(一日一~六錠前後)を服用している。全員元気で特に問題はなく、のんでいない人に比べてかえって若々しい感じがする。抗不安薬によってストレスから守られているからだろうか?

ただ、元気に過ごしている方が多いものの、絶対に問題がないとは言い切れない。しかし逆に、苦しさや辛さをじっと耐えるだけで抗不安薬などを使わない場合、健康な生活を送れるかどうかは大いに疑問である。いずれにせよ、長期投与のプラスマイナスについて、さらに研究する必要がある。

第九章　家族はどうすればよいか？

本章では、家族はどうすべきか、どのように患者に対応すれば治療の助けになり病気が治りやすくなるのかを、箇条書きふうにまとめてみた。

1　激励や励ましについて

●叱咤激励するより、本人の気持ち・苦しさ・困難を理解しようとするほうが本人の治りが早い。
●励ましは、しばしば本人にとって重い負担になることを知っているいる家族のほうが本人の治りが早い。
●絶望している本人に希望の光を与えられる「よき励まし」ができる家族のほうが、本人の治りが早い。たとえ難しくても、そうしようと工夫したり、治療者に適切な接し方を尋ねようとしたりする家族のほうが本人の治りが早い。
●「叱咤激励は絶対によくない」という硬直した姿勢より、本人の気持ちを重視して、勇気づけたり安心させたりする対応が望ましい。
●激励が本人の負担になると感じて、家族が「見放し姿勢、突き放し姿勢、拒否的姿勢」に入るのはよくない。心情を理解・共感しようとする家族のほうが本人の治りが早い。

2　傾聴（本人の言うことに耳を傾けること）

●総じて、本人の話をよく聞く家族のほうが本人の治りが早い。
●単に聞くだけでなく、あいづちを打ったり適度に質問したりして会話を展開していく家族であれば、本人の治癒をいっそう助ける。
●黙っている本人の話を聞き出そうとして、無理に質問に答えさせようとしたり、質問責めにしたりする家族より、本人の沈黙や孤独を温かく見守る家族のほうが本人の治りが早い。
●本人が言いたいときと、言いたくないときを察知しようとする家族のほうが本人の治りが早い。
●本人が「こうなったのは親のせいだ」と言ってもすぐに否定せず、「どういう点でそう思うのか？」と聞いてみる。本人が答えられないときは、「そらみろ。言えないじゃないか」と批判する家族より、「言うのが難しいんだね。でも何か感じるところがあるんだろうから、お母さんもよく考えておくわ。言えるようになったら言えばいいから」と受け止める家族のほうが本人の治りが早い。
●大事な話の場合、何か用事をしながら聞くよりは、手を休めて真剣に向き合って聞く家族のほうが本人の治りが早い。

3　本人の要求に対して

●「何とかしろ」と言われたとき、「どうすればいいんだ。どうしろというんだ」と突き放した返事をする家族より、「どうするのがおまえにとっていちばんいいのか、一緒に考えよう」と受け止める家族のほうが本人の治りが早い。
●本人が自分の要求を言えない場合、それを表現できるように助けてあげる家族のほうが本人の治りが早い。
●とても実現できない要求や治療にとってよくないと思われた要求の場合は、「すぐには賛成できないが、一緒に考えていこう」と、ひと呼吸置くことが重要である。

たとえば事例S（引きこもりを主とする境界性パーソナリティ障害）を取り上げてみる。Sは、高校をやっと卒業したが、その後は自室に引きこもる生活を送っていた。治療の過程で徐々に外へ出始めた頃、突然「アメリカに留学するからお金を出してほしい」と言い出し、家族はとまどってしまった。

筆者は家族に、「とりあえず『それはとてもよい考えだから、その計画実現に向かって考えよう』と言ってあげ、留学の目的や留学先を一緒に考えてあげてみたらどうですか？」とアドバイスした。家族がそうしたところ、本人は落ち着いたものの、「アメリカに語学留学したいが奨学金をもらえる実力はないから、当座の費用として三〇〇万円出してほしい」と言い、家族はますます困惑した。

そこで筆者は、「『そのお金は親が出すほうがいいのか、お前が働いて出すほうがいいのか、それとも両方で出すほうがいいのか？』と聞いてはどうですか？　それと、家の経済状態も知らせたほうがいいと思いますが」と返した。家族はそれを実行し、本人とは相当もめたが、Sの「とりあえず自分も稼ぐから、親にも助けてもらいたい」という言葉でいったんは収まった。

その後、Sはバイトを始め、月に七〜八万円のペースで貯金をしていった。そこで、筆者は家族に、「英語が少しできるようになってから行くほうがいいか、いきなり行くほうがいいか、話し合ってみたらどうですか？」という指示を出し、親がそうすると、Sは英会話学校に通い出した。費用は本人と家族の折半だった。

Sはしばらくバイトと英会話に精を出していたが、そのうち友達もでき、その友達や他の人との接触を通じて、自分の考えがいかに甘いかを自覚させられた。その結果、Sは職業訓練校で技術を磨いて正社員として雇ってもらうと同時に、アメリカ留学前の基礎勉強が大事ということで、通信制の大学に入学した。

これはもちろんうまくいった例だが、本人の気持ちの尊重と本人の気持ちの尊重と「現実の提示」の両方に目を配れる家族の場合、本人の治りが早い。

●総じて、できない約束はせず、一度した約束は守るほうがいい。その場しのぎでつい無理な約束をしてしまった場合には、機会を見つけて素直に謝るのが賢明だろう。

4　本人の気持ちへの理解・共感

●本人の気持ちを理解し、共感できるところは共感すると本人の治りが早い。

●本人の気持ちをむやみに聞き出そうとすると、本人に無用の負担がかかってしまうので注意する。家族は想像力を働かせて、本人の気持ちを推測してみる。そして、声をかけてもいいと判断したら、「お母さんの勝手な思いつきだけど、今こんな気持ちかな？」と軽く言うのがいい。当たれば話が展開するし、はずれてもそう害はない。いずれにせよ、想像力が豊かか、あるいは豊かであろうとする家族のほうが本人の治りが早い。

●理解・共感が大事だからといって、共感しすぎて本人以上に混乱する家族より、冷静に事態を受け止め、安心感を与えられる家族のほうが本人の治りが早い。本人が不安なとき、その不安を理解し共感しつつ、その不安から一定の距離を置き、不安の原因や対策を考え、できそうな対策を考えられる家族のほうが本人の治りが早い。

5　安全感、安心感

●本人はさまざまな不安を持っている。死の不安、狂気の不安から始まり、見捨てられ不安、馬鹿にされ不安、孤立不安など、不安のかたまりと言ってもいい。そうした不安に対して適度な敏感さを持っている家族のほうが本人の治りが早い。

●本人に安全感・安らぎ・居場所を提供できる家族のほうが本人の治りが早い。

●本人が拒絶的であっても、日常の挨拶をしたり、「どう?」などと声かけをするのがよい。そうすれば、見捨てられ感を与えずに済む。

●家族にまつわる本人の「侵入され不安」「束縛され不安」「依存・服従不安」などをよく踏まえたうえで適度な接近を試みる家族のほうが本人の治りが早い。

6　罪悪感について

●本人が心の病になった場合、たいていの家族は深刻な罪責感を抱くものである。過剰な罪責感や誤った罪責感を抱く家族より、そうでない家族のほうが本人の治りが早い。言い換えれば、家族がわが身を振り返り、適切な罪責感を抱き、それを生産的方向につなげられる家族のほうが本人の治りが早い。

●罪悪感にとどまるよりは、そこから出発して反省・工夫をし、未来に目を向けられる家族のほうが本人の治りが早い。

7　期待

●本人に対して期待を抱かない家族より、適切な期待を持つ家族のほうが本人の治りが早い。

●期待が過度になると本人にとって重荷になり、家族も欲求不満に陥りやすい。家族の欲求不満は本人を責めることにつながり、本人の精神状態を悪化させる。期待を表に出す場合は、相手に負担を与えず、適度な元気づけになるように配慮する家族のほうが本人の治りが早い。

●たとえ、目標（受験など）に失敗しても、精一杯やったことを評価し、今の辛さを静かに見守るべきである。そして、辛さを訴えてきたら傾聴し、最も適切な道を一緒に探っていける家族のほうが本人の治りが早い。

●家族が心の底にある期待を無理に抑えていると、言動が不自然になり、本人に不審がられる。期待を素直に認め、同時に、期待しすぎないようにと自重している家族のほうが本人の治りが早い。

8　本人の秘密の尊重

●本人を支配しようとしたり、秘密に侵入しようとしたりする家族より、独立性やプライバシーを尊重する家族のほうが本人の治りが早い。

●手紙や日記を内緒で見たり、無断で部屋に入って持ち物を調べたりする家族より、本人の秘密を尊重する家族のほうが本人の治りが早い。

●本人に危険が迫り、本人だけでは解決できないような事態（いじめ、自殺の危険、非行グループへの誘い、犯罪など）になったら、秘密尊重の原則を越えて、適切な処置をとる必要がある。

9　共感と言いなりは違う

●共感は大事だが、本人の言いなりになってしまう家族より、そうでない家族のほうが本人の治りが早い（できない約束はしない、間違ったことに対して安易に賛成しない、悪くなるだけと思われることには反対する）。

●本人の言い分を尊重しているようでいて、実は機械的・服従的に反応しているだけの家族より、本人と向き合って話し合う家族のほうが本人の治りが早い。そうすることで、本人は家族に対する手応えを感じることができ、家族を信頼する。

●話し合いが可能かどうかを見極められる家族のほうが本人の治りが早い（本人が興奮しているときに無理に話し合おうとすると、暴力が誘発されることがある。いわゆる「スイッチが入っている」状態では、本人と家族の安全確保が第一になる）。

10 決してあきらめない

●治療は困難の連続である。本人はしばしばあきらめがちになるが、家族があきらめなければ本人の治りが早い。家族が粘り強く治療者のもとへ通うことで本人が治った例は少なくない。

●本人があきらめている場合、それを叱るよりも、そうならざるを得ない心境を理解し、あきらめの原因を探っていく家族のほうが本人の治りが早い。

●また、本人の「治ることへの恐れ」「治った場合の負担・重荷」を考えられる家族のほうが本人の治りが早い。

11 選択肢の提示の重要性

●朝、起きられない本人に対して、「いつまで寝てるの！　いい加減に起きなさい！」とがみがみ言うより、「具合どう？　起きられそう？　寝てるほうがいい？」と本人の気持ちを聞く家族のほうが本人の治りが早い（例外もある）。

●当日ではなく前日に、「明日の朝、起こしたほうがいい？　そのままにしておいたほうがいい？」と意思を確認する家族のほうが本人の治りが早い。

●「わからない」と答えたら、「それじゃ、～するほうがいいかな？　放っておくほうがいいかな？　ちょっと声をかけるほうがいいかな？」と選択肢（この場合は三択）を示せる家族のほうが本人の治りが早い。総じて、「開かれた質問」（「どう思っているの？」「どうしたいの？」「どうなりたいの？」「どうしてほしいの？」など、答えが無限にある質問）と「閉じられた質問」（「これとあれとそれとではどれがいい？」「この三つのうちではどれがいちばん辛くない？」など、選択肢を示した質問）とを上手に使い分ける家族のほうが本人の治りが早い。

●閉じられた質問にも答えられない場合は、問い詰めず、「わからないときや言えないときもあるから、無理して答えなくてもいいわよ」と言うほうが本人の治りが早い。

12　本人の暴力に対して

●暴力の原因を探り、それがやむにやまれぬコミュニケーションの手段だと考えられる家族のほうが本人の治りが早い。

●暴力に対しては予防が最も重要である。暴力に至るまでにはふつう、第一段階（不機嫌、イライラ、無表情、硬く怒りっぽい表情、苦しみ、悲しみ、絶望、不安など）や第二段階（暴言、器物損壊、荒々しい態度など）がある。第一段階でそれに気づいて話し合える家族であれば、最終段階（暴力）に至らないことが多い。

●暴力に至ってしまったときは、家族や本人が身体的に傷つかないように工夫することが重要である。

いざとなったら、躊躇せずに警察や近所の人の助けを借りるのがいい。事故が起きてからでは遅いのである。傷つけられた親のショックも傷つけた本人の罪悪感（心の傷）も共に深刻であることを忘れてはいけない。

13 薬に対して

●服薬を嫌がる場合は、無理にのませようとせず、嫌がる理由を聞くようにする。副作用（眠気、喉の渇き、ふるえ、肥満など）が辛いときは「辛いのね」と共感する家族のほうが本人の治りが早い。

●ただ、副作用が辛いからといって直ちに中止させる家族より、本人と共に「副作用の辛さ」を医師に訴え、適切な対策をとってもらう家族のほうが本人の治りが早い。

●服薬拒否の理由として「自分は病気ではない、必要ない」と言ったときは、「あなたは病気だからのみなさい」と頭ごなしに決めつけるより、「のんだほうが気持ちが落ち着いて安らかになれると言ってたけど、違うかしら？」と薬効を示し、服薬をめぐって話し合う家族のほうが本人の治りが早い。

●ただし、服薬の必要性に少しでも疑問を持ったときは、本人と共に医師に相談し、病気と薬の説明をしっかり聞いてくる家族のほうが本人の治りが早い。

14 妄想や幻聴に対して

●妄想や幻聴を訴えられたとき、「何を言っているのよ。誰も噂なんかしてないし、何も聞こえないわよ」と否定する家族より、「申しわけないけどお母さんには聞こえない。でも、あなたには聞こえて、辛いのね」と言える家族のほうが本人は治りが早い。

●そのうえで、本人と共に幻聴や妄想への対策を考えるようにする。それが難しいと感じたらすぐに医師やカウンセラーに相談する家族のほうが本人の治りが早い。

●妄想への対策を考え、それを実行して成功した家族の例もある。

事例T（二〇歳、女性、統合失調症または妄想性障害）は、「誰かが家に侵入して私の下着を盗んだりする。また、風呂に入っているとき誰かにのぞかれている」と、しつこく母親に訴えてきた。

母はそんなことはあり得ないとは思うものの、相談に乗ってもらった医師の「本人の立場で考え、本人が安らぐようにふるまってください」という言葉を思い出し、本人と共に（時には本人以上に真剣に）、下着や服の点検に取り組んだ。その結果、Tはやがて「もういいわ。私の思い過ごしかもしれないわ」と言うようになった。

入浴の際も、「お母さんがお風呂場の外で見張っているから」と言うと、Tはこわごわ入浴し、何回もそれを繰り返したのち「お母さん、ありがとう。私の心配しすぎかもしれないから、もういいわ」と断るようになった。そして、事実かどうかは別にして「侵入されている」「のぞかれている」いう苦痛・不安を何とかするために、真面目に治療に通い始め、少しずつ改善していった。

15　その他

●症状が家族や他者との関係で変わりやすいことに気づいている家族のほうが本人の治りが早い。関係によって変化しやすい症状と変化しにくい症状があり、それを見分けられる家族のほうがさらに本人の治りが早い。

●病名を固定的で身体的実体のあるものと考えるより、一つのパターンを示す便宜的な概念だと考えられる家族のほうが本人の治りが早い。また、身体の病と心の病の異同について敏感な家族のほうが本人の治りが早い。

●病名について本やインターネットなどで調べるのはいいが、調べた結果を鵜呑みにせずに自分なりによく考え、得た知識を有効に使おうとする家族のほうが本人の治りが早い。総じて、本や他者（治療者も含む）の意見を絶対視せず、一つの参考意見として考えられる家族のほうが本人の治りが早い。

●原因について、すぐに決めつけたりせず、「それも一つの要因かもしれないが、とにかく正しく役に立つ原因を探り、それを本人の治療に役立たせよう」と考える家族のほうが本人の治りが早い。

●治療目標を持たない家族より、持っている家族のほうが本人の治りが早い。さらに、治療目標を本人や治療者と共有しようとする家族のほうが本人の治りが早い。家族・本人・治療者の治療目標にはそれぞれ違いが生じることを知っている家族はいっそう本人の治りが早い。治療目標は治療の経過とともに変わる場合があることを知っている家族のほうが本人の治りが早い。

●よき治療者と悪しき治療者を見分けられる、または見分けようとする家族のほうが本人の治りが早い。

●治療者の行為に嫌な点・疑問点・不審な点があったとき、それについて聞く勇気を持てる家族のほうが本人の治りが早い。ただし、家族の疑問にきちんと向き合ってくれる治療者かどうかを見極めて質問するのが賢明である。

●受診しようとしない本人に対しては、無理に勧めるより、「専門家に相談すれば楽になるのに、惜しいわね」と治療の効用をほのめかすと効果的な場合がある。また、「受診したほうがプラスになる」という意見を、押しつけでなく一つの提案として示し、本人の受診拒否の気持ちをよく聞いてあげられる家族のほうが本人の治りが早い。

●家族の疲れ・苦悩・困惑・絶望などに理解を示す治療者はよき治療者であり、そういう治療者を選ぶ家族のほうが本人の治りが早い。

●結婚・妊娠については、いきなり反対するより、その良否について本人と話し合える家族のほうが本人の治りが早い。

最大の治療者は家族であり、家族の愛情が、治療促進要因の最大のものではないかと思われる。右に挙げた対策は家族にとっては難しいものも多く、すぐにできなくてもかまわない。わからない点や実行できにくい点があれば、どしどし治療者に尋ねるといい。

■付録1　薬の効果を上げるための一〇か条

1　服用の必要性の自覚。自分の意志で薬を服用しようとすること。
（これが不十分な場合は、受診の動機や、自分の状態に関する話し合いが必要。服用の決断がつかない場合は、強制するより、その決断できない理由を話し合う）

2　薬の知識をある程度、持っておくこと。
・薬の名前
・作用（①心身を楽にする、②不安・緊張・こだわり・イライラ・怒りの緩和、③冷静さ・ゆとり・安らぎの増大、④睡眠の改善、気分の改善、気力の増大、⑤神経伝達物質の正常化などを助ける）
・副作用（過量の場合の眠気など）

3　薬に対して過剰な期待を持たないこと。

4　ある程度は役に立つという認識を持つこと。

5　副作用を恐れすぎて、必要な利用ができなくなることに注意。

6　適剤適量が大事。
・服用したあとののみごこちを治療者に報告する。
・各抗うつ薬や各抗不安薬はそれほど差はないが、その人のその状態に合う薬や量はある。

7　必要な医療情報を提供する。
・服用後、効果のほどや副作用を正しく伝えられる。

8　勝手に中断したとき。
・治療者は患者を責める前に、自己治療の試みをしたことを評価し、そのうえで、自分だけで試みるより治療者と共に試みるほうがより安全・確実であることを示す。

9　**過度の不信も過度の期待もない治療関係の確立。**

10　**薬がより効果を発揮するために必要なこと。**

- 生活態度の改善、活動と休息のリズムある生活、規則正しい生活、納得した生活
- よき人間関係（信頼、温かさ、率直さ、相手への思いやりと尊重など）の形成
- 物の考え方、認知の改善（総合的に考える、プラス思考、現実を正しく見つめる、期待しすぎない、絶望しすぎない）
- いちばん楽に過ごすこと（ほどほどの運動と休息、ほどほどの気晴らし、リラクセーション、ツボ刺激、人との対話など）→脳内に望ましい変化をもたらし、薬の効果を高める
- 治す主役は自分であるとの自覚（家族や治療者は、自分で自分を治そうとするときの援助者にすぎないことの自覚。治療は患者、家族、治療者、関係者の共同作業であるという自覚）

■付録2　リラクセーション（身体ほぐし）

心の病の治療を続けていると、逆に、身体の重要性がひしひしと感じられてくる。患者の身体は、患者の心と同様、安らぎを奪われている。不安・抑うつ・絶望のせいか、呼吸が浅く早く、筋肉は硬直し、血行が悪くなっており、それがまた心を苦しくさせているという悪循環に陥っていることがしばしばである。そのため、いくら言語による心理療法をしても心が安らかにならないことも多い。

筆者は以前からこのことに関心を持ち、自ら呼吸法や指圧、マッサージを教えてもらい、独力で勉強してきた。そして、患者にも慎重に適用していったところ、治療にプラスになることがわかった。筆者はリラクセーションや呼吸法やマッサージの専門家ではないが、心の病の治療における身体の重要性を強調したいという思いを込めて、付録として、ささやかな実践の感想を少し述べさせていただく。

1　ゆっくり腹式深呼吸（リラクセーション呼吸法）

(1)　呼吸は意識と身体をつなぐ

呼吸というのは、実に不思議なものである。人間の身体機能は、自分でコントロールできず自律的に動くもの（自律神経系機能や内蔵の働きなど）と、自分の意志で動かせるもの（随意運動筋など）に大別されるが、呼吸はどうも、この中間に位置するような気がする。なぜなら、呼吸はふだん無意識的に行われるが、ある程度までは意識的にコントロールできるからである。また、心の不安定・混乱は呼吸を浅く早くさせることが多く、呼吸は心の影響を最も受ける身体機能の一つといえる。

こう考えると、呼吸は、意志や心の動きなどの意識の活動と、身体や無意識の働きを結ぶ役割をしていると考えられる。

(2)　調身、調息、調心

仏教ではそうしたことに昔から気づいていて、心の安らぎの代表でもある「禅定《ぜんじょう》」のために、調身《ちょうしん》、調息《ちょうそく》、調《ちょう》心《しん》の重要さを強調している。

まず、禅定（安らぎ）に達するには、「調身」（身体を調《ととの》える）が必要である。これは静かな所で座布団に座り、背筋を伸ばして足を組む座禅の形でだが、要は正しい姿勢の維持がまず必要である。椅子に座って瞑想するときも同じで、背筋をピンと伸ばし、下腹部に力を入れ、視線を定めて半眼の状態にする。当然ながら、姿勢を安定させれば気持ちも安定しやすい。

次に「調息」であるが、これは精神不安定な状態での呼吸（浅く、早く、乱れがち）とは異なり、深くゆっくり長く吐き、最後は吐き切る、吸うときは、吸うというよりおなかを一杯に膨らませる。すると、それまで吐き切ってへこんでいた腹部が膨らむので、吸おうとしなくても自然に空気が入ってくる。このように、ひたすらゆっくり呼吸に集中していると、脈が遅くなり、心が自然に落ち着いてくる。いわゆる「調心」が可能になる。

つまり、調身と調心をつなぐものとして調息があるのである。

(3) 出息長、入息短の呼吸法（釈尊の呼吸法）

今述べたように、よい呼吸、すばらしい呼吸は、人生を明るくし、安らかなものにする。釈迦は二六〇〇年近くも前にすでにこのことに気づいており、アナパーナ・サチという呼吸法を実践していた。仏陀の偉大な悟りの背景には、この呼吸法の実践があったと言われている（「大安般守意経《だいあんばんしゅいきょう》」という経典に記されている）。「釈尊の呼吸法」の詳細については、村木[64]の著作を参照していただくとして、この「安らぎの呼吸法」（リラクセーション呼吸法、調息、釈尊の呼吸法）は、出息長（出る息・吐く息は長く）、入息短（入る息・吸う息は短く）を基本とするものである。

私なりにその要点をまとめると、次のようになる。

①息を吐くときはなるべく長く、ゆっくり、しかも力強く吐き続ける。

②息を吐くときは、途中でやめずに最後まで、つまりおなかがへこむまで吐き切る。一回の吐く時間、すなわち呼気の時間は一五秒程度がふつうだが、一〇秒くらいでもよく、訓練しだいで二〇～三〇秒くらいまで延長できる。ただ、初心者にとっては努力がいるのであまり無理をせず、自分のできる範囲で続けるのがいい。

③続いて、へこんだおなかを膨らませて空気が自然に入ってくるのを待つ。このとき、呼気が強ければ強いほど跳ね返りが強く、入ってくる空気の量も多くなる。つまりよく吸うためには力強く十分に吐き切っていることが大事である。

また、息を吐くときは、鼻と口のどちらを使ってもいいが、吸うとき（空気が入ってくるとき）は、原則として鼻からがよい。それは鼻腔中の三つの鼻甲介が、塵・埃・細菌などをある程度ブロックし、肺への侵入を防ぐからである。

(注) これはいわゆる腹式呼吸だが、村木によれば、呼気性丹田呼吸（丹田とは臍の下のあたりで、全身の精気が集まる所）をすれば、腹壁をあまり膨らまさなくても血液の循環がよくなり、腹式呼吸より優れて

いるとのことである。

④このように、長呼気と吸気（自然空気流入）を繰り返しながら、ひたすら呼吸、特に吐くことに集中することが大事である。患者は雑念が浮かんでくることが多いので、呼吸だけに没入することが重要である。

(4) 臨床における呼吸法

これまで、以上のような呼吸法を一〇〇例以上の患者に勧めたり実践してもらったりしたが、「気持ちが楽になった」「イライラが減った」との感想が多く、また、家庭や職場でイライラ・不安に襲われたときに、長呼気法（長く深く吐くように心がける）をやって気分が安定したという人は多い。「何も変わらなかった」という人もいるが、少なくとも今まで害があったという報告は一度もない。

ただし、患者が一人で長呼気法を会得するのは難しい。筆者はまず、患者の目の前で自分がするのを見てもらい、次いで患者と共に試み、最後に隣室のベッドで二〇〜三〇分ほど実行してもらう。すると、たいていの患者が「脈が遅くなり、気持ちが安らいだ」と感想を述べる。

長呼気法は、うつ病、心身症、神経症（特にパニック障害）、不眠症の患者によく効くが、他の心の病にももちろん有効である。

(5) 長呼気法による身体病の改善

村木によれば、長呼気法（釈尊の呼吸法）は、身体病にも効果があるという。

まず、癌の予防に効果がある。長呼気法で炭酸ガスを排除し、跳ね返りの効果で酸素が多く入ってくれば、生理機能や細胞活動は活発になる。つまり、正常細胞（酸素を必要とする）の働きが勝り、癌細胞の増殖が抑えられるという。

長呼気法は心臓にもよい効果をもたらす。交感神経を抑制し、副交感神経を活発にするため、心臓への負担が減る。また、冠動脈の血流が豊かになるので、心筋梗塞などの冠動脈疾患の予防にもなる。

その他、胃腸病、肝臓病、糖尿病、気管支喘息にも有効らしい。それから、日常臨床でもしばしば経験することだが、長呼気法をすると血圧がかなり下がるので、高血圧で悩んでいる人にぜひ勧めたい。

2 指圧、マッサージ

呼吸法と同じく、心の病に有効なのが指圧とマッサージ（按摩）である。

(1) 指圧やマッサージの効能

指圧やマッサージは、徒手を用いて人の体表面や筋肉に刺激を与える療法である。古来から行われているが、治療効果としては、血流の促進、鎮静、鎮痛、筋緊張・硬結などの寛解がある。先にも述べたように、患者は全身の筋肉が緊張し、血流が悪くなっており、肩こり、頭痛、冷え、のぼせ、身体各部の痛み、疲労に悩まされていることが多く、指圧やマッサージはことのほか効果がある。

(2) 指圧とは？

これは、漢方医学でいう「ツボ」を押すことによって、筋緊張を和らげ、血液の流れをよくする方法である。ツボは経穴《けいけつ》ともいわれ、患者の診断と治療に利用される身体上の小さな領域（点）を指す。また、ツボは身体の不調や歪みを正常な状態に戻す調整点ともいわれ、ツボを指圧することで、精神的なストレスやストレスからくるさまざまな不快な症状を和らげることができる。

指圧のやり方としては、最初はあまり強い刺激を与えたり強く押したりせず、徐々に力をこめていくのが基本である。そして、本人の快さを第一に考えることが重要である。

また、指圧は、手のひらや指の腹を使い、ツボを中心に小さく輪を描くようにしながら力を加えていくのがコツであり、身体の中心に向かって押していくのが原則である。

(3) ツボの探し方、ツボの種類

あらかじめ経穴がどの辺にあるかを成書[65]で調べておき、その部分を軽く指で押しながら、感覚が最も敏感なところ、強く押すと痛いところを探す。いわゆる「キクーッ！」という点である。

ツボには多くの種類があるが、有名なものとしては、安眠のツボ（耳たぶの後ろにある骨の出っ張りの前）、失眠（＝不眠）のツボ（足裏で、足の第二指からかかとへ通る線と、外くるぶし・内くるぶしを結ぶ線の交点）、労宮のツボ（手のひらの中央で、ストレス改善に有効）などがある。患者は、自分の症状に応じて、その改善に役立つツボを探せばよい。

(4) マッサージとは？

これは、身体の外から刺激を与えて筋肉のこりをほぐし、血行をよくする方法だが、やはりストレスを和らげ、精神を安定させる作用がある。指圧が点のマッサージとすれば、マッサージは広い面を揉みほぐす療法だと考えてもいい。

一口にマッサージといってもさまざまである。たとえば「さする」ことを中心とする軽擦法があるが、これも、手のひら全体でさする方法（手掌軽擦法）から指を使ってさする方法まで、目的に応じて五、六種類ほどある。

その他、「押す」方法（圧迫法）、「もむ」方法（揉捏法《じゅうねつ》）、「たたく」方法（叩打法《こうだ》）などの手技があり、それぞれに三、四種類の方法が含まれている。

マッサージには、リラックス効果以外にダイエット効果もある。節食を中心とするダイエットより、マッサージを使ったダイエットのほうがよほど健康的で、見た目にもよいスタイルになるようである。この点をさらに追求したものとして、リンパマッサージ、リンパ・ツボマッサージなどがある。

リンパマッサージとは、リンパ節を直接刺激してリンパ液の流れをよくするマッサージだが、さらに進んだものとして、身体のリンパ節を直接刺激せず、各リンパ節に関連する手足のリンパエリアを遠隔操作することで効果を上げるリンパ・ツボマッサージがある。詳しくは渡辺[66]や五十嵐[67]の著書を参考にしてほしいが、いずれにせよ、

老廃物の除去やむくみの減少や免疫機能の増強を目的にしており、最終的には「太りにくく、健康で若々しい体質づくり」を目指しているようである。

(5) 触ることのすばらしさと危険

指圧やマッサージは、持続して正しく行えばすばらしい治療効果が期待できるが、考えてみれば、心の病にしろ身体病にしろ、身体に触るというのは大変重要な治療行為である。看護行為の「看」という字が手と目の合成語であることから想像すると、看護とは「目で見て手で触って病者の世話をする」ことかとも思える。イエスの癒しの多くは、手で触れる行為が中心であった（イエスはもしかすると指圧やマッサージをしていたのでは、と空想したくなる）。

ただし、マッサージそのものはすばらしくても、心理治療者がむやみに患者・クライエントの身体に触れることは避けたほうがよい。触ることは、癒し行為であると同時に侵入行為でもあり、患者の意志に反して行われてはならない。特に、治療者に多大の幻想的期待とその裏に強大な恐怖を持ち、時として適切な判断力が失われる精神病圏や、境界例・パーソナリティ障害のような患者の場合は要注意である。患者によっては、「先生（治療者）は私が好きだ。私と結婚してくれる」「先生は私の身体をもてあそんだ。許せない」と思い込む可能性があるし、この点をわきまえない治療者が、そう思われてもしかたのないふるまいをしたケースもある。治療行為は一歩間違えば相手を傷つける行為になる、ということを肝に銘じておくべきだろう。

指圧やマッサージは、①その重要さを教えて専門の指圧師やマッサージ師を紹介する、②セルフマッサージのやり方を口で教えるだけにしておく、③マッサージの実技をするときは本人の合意のもとに家族に立ち会ってもらって行うなど、細心の注意を払うことが必要である。

あとがき

この『難事例と絶望感の治療ポイント』を書くことは、私の長年の夢でもありました。私が心の病の治療に携わってから、もう三四年が過ぎましたが、この間ずっと以下のことが、私の心の中で引っかかっていました。

第一は、心の病の治療というのは疑問の連続だということです。最初から最後まで「この時どうすべきだったのか？（こう言うべきだったのでは？　ここを伝えるべきだったのでは？　言い過ぎたのでは？　ここを明確にすべきだったのでは？　あまり突っ込み過ぎて相手をしんどくさせたのでは？　ここはじっと黙っておくべきだったのでは？　この薬の処方はこれでよかったのか？　等々）、どうすべきでなかったのか？」という想念がいつも湧いてきました。

ただ、後年になって、後輩たちを指導するようになってからも、「こんな時どうすればいいのでしょうか？」という質問にしょっちゅう出会うことになり、一度このことを掘り下げて考えなければと思っていました。また、治療者以上にクライエントや患者・家族の方の問いも、一番多いのが「いったい、どうしたらいいんでしょうか？」ということでした。少し大げさに言えば「どうすべきなのか」という問いが交わされなかった日はないぐらいであったともいえます。

この問いに対して、なるべく読者に益するようにと考えて悪戦苦闘したのが本書に当たるのですが、今振り返ると、まだ書き足りなかったことも多く、次回の課題にしたいと思います。

書き終えて今しみじみ思うのは、やや不遜なたとえになりますが、治療過程というのは、テニス、碁、ピアノといったスポーツや芸術に似ているのではないかということです。治療者や選手や演奏家は、ある種のルールや決まりごとに従いながら、細かいところでは自分の個性が躍動することになるのでしょう。完璧さを求めてそれぞれの営みやプレイに打ち込むのでしょうが、おそらく無理なのではと思います。括弧付きの完璧さは得られても、いつも、次はもっと優れた打ち方、弾き方をしたいと考えるのではないでしょうか。

そういうことを考えると、治療もスポーツも芸術も試行錯誤の繰り返しであり、またマニュアルに添おうとしながらそれにとらわれないといった営みといえるでしょう。さらに言うと「完全に優れた治療（試合、演奏）がないのと同様、まったくだめな治療もないのでは」といった感想（妄想？）も湧いてきます。したがって、本書は、とりあえずのマニュアルめいたものが記されているとしても、それは括弧付きのマニュアルであって、これにとらわれることはありません。

第二は、心の病の不思議さを解明したいと思ったのも本書の目的でした。心の病は本当に不思議なものです。目に見えずとらえどころがなく、関係の中で病状が変化していく不思議な現象でありますが、一方でしっかりとした病名分類や精神医学体系があり、それはそれで利用価値があります。さらには、心の病というより脳の病という方が適切なところもあり、また身体の病とも大いに関連するものであります。今回はその病の不思議さを少し解明したいと思ったのですが、まだまだ本書の考察は入口付近ではないかと思われます。

第三は、治療というのはしみじみ考えると、本当に共同作業（クライエント・患者、家族、治療者、その他）であり、責任は全員に（神様、仏様にも）あるということです。特に私は間違えることが多かったので、いつも治療者側の責任ということを考えていました。それで今回は、望ましい治療者と、それとは逆の治療者の病理ということにも触れました。この治療者の病理というのは大問題で、これの解決が前進したら、相当の患者さんの改善が見られると思います。ただ、今回はほんのさわりだけだったので、いつかこのテーマを本格的に取り上げたいと思っています。

第四は、常々患者や家族の直接役に立つことを記したかったということです。臨床場面では、患者・家族が繰り返し同じことを聞いてきます。もちろん、同じといっても個々の患者にとっては全部微妙に違い、それぞれが貴重な質問です。ただ、共通項としてこういうものがわかっていればいいのになと思うことが多々あります。

そこで、今回は初めて、患者さんや家族の方たちに直接呼びかける章を用意しました。これも今後もっと深めていきたいと思っています。

ということで、長年の思いを全部入れたので、いささか欲張り過ぎているところもありますが、本書の一番の焦点は、「治療困難をめぐっての工夫」と思っていただけるといいと思います。

それから、これは私の悪い癖なのでしょうが、本書にところどころ繰り返しや似たような記述が多く見られることです。それは、特に私の強調したかった点だとご理解いただければと思います。

また不遜なたとえになって申し訳ないのですが、お経の文句が好きな私は繰り返しにあまり違和感を抱かないのです。むしろしつこいぐらいに強調するほうが性にあっているのでしょう。ただ、そうした点に不快感を感じる方には申し訳ない気がしますが、また今後の課題にしたいと思っております。

最後に、今日他の分野でもそうですが、精神医学や臨床心理学の分野でも専門化が著しくなっていま す。これはこれで、研究や治療の役に立って望ましいのでしょうが、筆者は、学問が専門化すればするほど統合的でありたいという姿勢を持っておきたいと思っています。統合という全体（WHOLE）こそが、治癒（HEAL）なのですから。

一読者の感想文　『難事例と絶望感の治療ポイント』を読んで

はじめに、この度、感想文を依頼してくださった平井先生に厚く感謝申し上げます。

初めてカウンセリングの本を読みましたが、本当に読みやすく初心者の私でもわかりやすい内容であったため、非常に勉強になりました。

私も以前、仕事（営業のような）のストレスのための過敏性腸症候群を起こしていました。特に会議や話し合いになると、それはひどく、しょっちゅう席を外さないといけない状況でした。その仕事が向いていないのかとも考えるようになりました。

そのことがきっかけで、逆に癒してあげたいとも考えられるようになり、マッサージを習い始め、身体のことについて勉強を始めました。数年間の修行の後、今では晴れて自分のリラクセーションサロンをオープンさせていただきました。体と向き合うというのは大事なことです。この五年間で体について考えた先にあった答えは、体は唯一無二のパートナーだということです。体というのは「私」に何があっても一生ついてきてくれる唯一のパートナーです。なのにそのパートナーを酷使したり、ストレスをためることで、パートナーにずいぶん無理をさせている方が大勢いらっしゃいます。

私もそんな大勢のうちの一人でした。体というパートナーは、がんばっているあなたに何一つ文句を言いません。ただひたすら耐えてついてきてくれるのです。そして我慢の限界に達したとき、何か重い病を引き起こしてしまうのです。それが体の病か心の病か、はたまた両方なのかは人によって違いますが。

ただ、心の病は目に見えないものが多いので、自分では気づかない方もたくさんいらっしゃいます。体は、そんなあなたのストレスや心の病を気遣ってシグナルを出すのです。心と体は密接な関係にあります。だいたい最近寝ても疲れがとれないという方や、すぐカッとなってしまう方、情緒不安定な方、首・肩のこりがひどくなった方など、いろいろな症状が出ている方は、まずは自分に優しくなること。怠けることではありません。自分を律しながらも、自分のパートナーである体のことを考えるということです。

今の世の中、いろいろな悲しい事件が起きています。親兄弟で殺しあったり、イライラしたからといって他人に切りつけたり、動物を虐待したり、人は育ち方や環境によって天使にも悪魔にもなります。たった一つ、皆が皆、思いやりというものを持てたなら、人は強くいつまでも心健やかでいられるのだと思います。

色々と話がそれてしまいましたが、この本を読んで、こんなにも多くの方がストレスを抱え、日常に我慢をし、生存しているのだと知って驚きました。生きていくのがこんなに大変だとは思いませんでした。でも、そうした苦しみと絶望に負けないで立ち直っていく姿には、強く心を惹かれました。この本を読んで一人でも多くの人が自分を見つめ直し、他人を思いやり、だれに対しても何に対しても感謝することができるようになれれば、と思います。この本は、患者さんや家族の方たちだけでなく、ごく普通の一般の人たちにとっても、対人関係の知恵に満ちていて、生きていく上での指針になると思います。

せっかく人としてこの世に生まれたのならば、ただ生存していても面白くありません。生活とは生を活かすと書きます。「生き活き」とも読めます。自分さえよければというエゴではなく、大切な人たち大切な時間を過ごしていきたいものですね。

長くなってしまいましたが、最後にもう一度感想文を書かせていただいた平井先生に厚く感謝とお礼を申し上げます。ありがとうございました。

MASSE MOMI 代表　山崎艶子

参考・引用文献、注

参考・引用文献、注

1 平井孝男『心の病いの治療ポイント』創元社、一九八九年

2 平井孝男『境界例の治療ポイント』創元社、二〇〇二年

3 平井孝男『うつ病の治療ポイント』創元社、二〇〇四年

4 平井孝男『カウンセリングの治療ポイント』創元社、二〇〇五年

5 平井孝男「私の精神療法：波長合わせと共同探究」臨床精神医学、三六（11）、一三五一～一三五八頁、二〇〇七年

6 横尾忠則「日経メディカル」に載っていた小文である。

7 ユングの言い出した「能動的想像法」で、治療の役に立つ。

8 森実恵『なんとかなるよ統合失調症』解放出版社、二〇〇六年

9 土居健郎「病気とは何か」『医の心（四）』北里大学病院医の哲学と倫理を考える部会編、丸善、一九八四年

10 American Psychiatric Association『DSM－Ⅳ精神疾患の分類と診断の手引』（高橋三郎他訳）医学書院、一九九五年

11 こうした誤った考えに陥っている精神科医は少なくない。

12 平井孝男「仏陀の癒し」（「季刊仏教」連載、法藏館）に統合失調症回復の例を載せてある。

13 この点をさらに詳しく述べるために『統合失調症の治療ポイント』『パーソナリティ障害の治療ポイント』の発刊を予定している。

14 D・W・ウィニコット『抱えることと解釈——精神分析治療の記録』（北山修監訳）岩崎学術出版社、一九八九年

15 北山修『錯覚と脱錯覚』岩崎学術出版社、初版一九八五年／改訂版二〇〇四年

16 E・クレペリン『精神医学1～6』みすず書房、一九八六～一九九四年

17 E・ブロイラー『早発性痴呆または精神分裂病群』（飯田真他訳）医学書院、一九七四年

18 W・グリージンガー『精神病の病理と治療』東京大学出版会、二〇〇八年九月刊行予定

19 S・フロイト「制止、症状、不安」（『フロイト著作集第6巻』（井村恒郎他訳）人文書院、一九七〇年所収）の最後に、五つの抵抗が記されている。

20 患者・クライエントが治療者に対して、治療者の客観的現実以上の幻想を抱くことで、心の病の治療では必ずといっていいほど現れる。転移感情は火や水と同じく、使い方によっては大いに治療のプラスになるし、間違った扱いをすると治療の妨げになる。これをはじめて詳しく研究したのはフロイトである。

21 自分にとって不快で危険な感情を相手（治療者や家族など）に投影し（投げかけ）、投げかけた相手と自分を同一視（混同）してしまう現象。これも治療でよく現れるが、先の転移と同じく、使い方によってはプラスにもマイナスにもなる。転移や投影同一視は、それを正確に自覚し、適切な対処をすることが大事である。はじめて本格的に投影同一視を研究したのはメラニー・クラインである。

22 下田治美『精神科医はいらない』角川書店、二〇〇一年

23 鈴木徳実（JMC、日本心の健康センター代表）は、訪問心理療法を実践している。

24 辻悟編『治療精神医学』医学書院、一九八〇年

25 「特集　アスペルガー障害」心の臨床ア・ラ・カルト、二五（2）、星和書店、二〇〇六年

26 S・フロイト「分析医に関する分析治療上の注意」（小此木啓吾訳）『フロイト著作集9』人文書院、一九八三年

27 D・W・ウィニコット『情緒発達の精神分析理論』（牛島定信訳）岩崎学術出版社、一九七七年

28 辻悟『治療精神医学の実践』創元社、二〇〇八年

29 プラトン「ゴルギアス」（藤沢令夫訳）『世界の名著シリーズ6』中央公論社、一九六六年

30 キルケゴール「反復」（前田敬作訳）『キルケゴール著作集5』白水社、一九六二年

31 ニーチェ『ツァラトゥストラはこう言った』（氷上英広訳）岩波文庫、上・一九六七年／下・一九七〇年、ワイド版岩波文庫、一九九五年

32 R・M・リルケ『マルテの手記　改版』（望月市恵訳）岩波書店（文庫）、一九七三年

33　S・フロイト『フロイト著作集第6巻』（井村恒郎他訳、人文書院、一九七〇年）に「死の本能」が記されている。
34　『メンタルケアで楽になる』別冊宝島第四五三号、宝島社、一九九九年
35　平山正実「分裂病と自殺」精神神経学雑誌、八二（2）、七六九〜七八六頁、一九八〇年
36　P・キールホルツ他著（高橋良監訳）『うつ病診療の問題点』医学書院、一九八七年
37　高橋祥友『自殺の危険』金剛出版、一九九二年／新訂増補版二〇〇六年
38　川人博『過労自殺』岩波書店（新書）、一九九八年
39　石川元・大原浩一「自殺の予防と防止」（大原健士郎、佐々木仁也編）『自殺企図患者のケア』金剛出版、一九八九年
40　下坂幸三「自殺の危機に対する二つの提言」季刊精神療法、一三、一四四頁、一九八七年
41　樋口和彦「自殺問題Q&Aより」現代のエスプリ別冊、至文堂、二〇〇二年
42　J・ヒルマン『自殺と魂』（樋口和彦・武田憲道訳）『ユング心理学選書4』創元社、一九八二年
43　「論語」に「道不同、不相為謀（道が同じでなければ互いに相談できない）の言がある。
44　ドストエフスキイ『罪と罰』（江川卓訳）岩波書店（文庫）、一九九九年
45　W・マグァイア編『フロイト・ユング往復書簡（上）』（平田武靖訳）誠信書房、一九七九年
46　A・サミュエルズ『ユングとポストユンギアン』（村本詔司、村本邦子訳）創元社、一九九〇年
47　神田橋條治『精神療法面接のコツ』岩崎学術出版社、一九九〇年
48　H・スィーガル『メラニー・クライン入門』（岩崎徹也訳）岩崎学術出版社、一九七七年
49　A・サミュエルズ他著『ユング心理学辞典』（山中康裕監修、濱野清志、垂谷茂弘訳）創元社、一九九三年
50　キルケゴール「死に至る病」（桝田啓三郎訳『世界の名著40』中央公論社、一九六六年、所収）
51　A・ストー『孤独』創元社、一九九四年／新訳版一九九九年
52　道元「典座教訓」（『正法眼蔵』所収）岩波書店（文庫）、一九九一〜一九九三年
53　道元「山水経」（『正法眼蔵』所収）岩波書店（文庫）、一九九一〜一九九三年
54　A・ランボオ『イリュミナシオン』（金子光晴訳）角川書店、一九九九年
55　大正新脩大蔵経第九巻（華厳部上）、大蔵出版、一九七八年
56　渡辺二郎編『ハイデガー「存在と時間」入門』有斐閣、一九八〇年

57 関根正雄訳『旧約聖書ヨブ記』岩波書店（文庫）、一九九一年
58 S・フロイト『フロイト著作集第6巻』（井村恒郎他訳）人文書院、一九七〇年
59 このやり方は、文献24で辻先生の丁寧な記述がある。
60 町沢静夫『絶望がやがて癒されるまで』（PHP研究所、一九九四年）から引用。
61 筆者はこれまでの三四年間で一万例ほどの患者に抗不安薬の投与を行い、そのうちの二〜三〇〇例は二〇〜三〇年間、服用を続けている。彼らは、必要な時に必要なだけ服用するという適正な使用をしているため、服用していることでかえって心身の健康を保っているようである。もちろん、このような使用のしかたが正しいかどうかは長期の所見の積み重ねが必要である。
62 押淵英弘他「ベンゾジアゼピンと記憶障害」臨床精神医学、三五（12）一六五九〜一六〇二頁、二〇〇六年
63 Fastbom, J. Forsell, Y., Winblad, B.: Benzodiazepines may have protective effects against Alzheimer disease. Alzheimer Dis Assoc Disord 12: 14-17, 1998.
64 村木弘昌『釈尊の呼吸法』柏樹社、一九七九年
65 『せんねん灸つぼブック』セネファ株式会社
66 渡辺佳子『1分リンパダイエット』大和書房（だいわ文庫）、二〇〇八年
67 五十嵐康彦『世界一やさしい速効デトックス』青萌堂、二〇〇八年

著者略歴……

平井孝男（ひらい　たかお）

1949年、三重県上野市に生まれる。

1974年、金沢大学医学部を卒業後、大阪大学病院精神科、大阪逓信病院神経科、仏政府給費留学、榎坂病院・淀川キリスト教病院精神神経科を経て、1991年4月、平井クリニックと新大阪カウンセリングセンターを開設。

現在、平井クリニック院長、新大阪カウンセリングセンター長を務める傍ら、大阪経済大学人間科学部客員教授、大阪市立大学生活科学部、および関西カウンセリングセンターなどで、治療学の講座を担当。精神科医。臨床心理士。

著書『心の病いの治療ポイント』『境界例の治療ポイント』『うつ病の治療ポイント』『カウンセリングの治療ポイント』（以上、創元社）、『治療精神医学』（共著、医学書院）、『精神病治療を語る』『分裂病者の社会生活支援』（以上、共著、金剛出版）、『癒しの森』（共著、創元社）など。

論文「遷延うつ病の治療」「（分裂病における）再発の治療的利用」「境界例の治療」など。

連絡先　平井クリニック　大阪市東淀川区西淡路1-16-13　新大阪MFDビル2F
Tel.06-6321-8449　Fax.06-6321-8445
新大阪カウンセリングセンター　住所同上
Tel.06-6323-2418

難事例《なんじれい》と絶望感《ぜつぼうかん》の治療《ちりょう》ポイント
治療《ちりょう》の壁《かべ》を越《こ》える22の対処法《たいしょほう》

2008年9月20日第1版第1刷　発行
2010年8月10日第1版第2刷　発行

著　者……
平井孝男
発行者……
矢部敬一
発行所……
株式会社 創元社
http://www.sogensha.co.jp/
本社　〒541-0047 大阪市中央区淡路町4-3-6
Tel.06-6231-9010 Fax.06-6233-3111
東京支店　〒162-0825 東京都新宿区神楽坂4-3 煉瓦塔ビル
Tel.03-3269-1051
印刷所……
株式会社 太洋社

ISBN978-4-422-11410-1 C1011